AF603226

MISSION DU MÉDECIN DANS LA SOCIÉTÉ.

MISSION
DU MÉDECIN
DANS LA SOCIÉTÉ,

PAR

F.-V.-Charles MÉNESSIER,

DOCTEUR EN MÉDECINE,

EX-CHIRURGIEN EN CHEF DES AMBULANCES DE L'HOTEL-DE-VILLE,

EX-AIDE-MAJOR DE LA GARDE RÉPUBLICAINE,

CHIRURGIEN SOUS-AIDE-MAJOR AUX AMBULANCES DE L'ALGÉRIE,

CHEVALIER DE LA LÉGION D'HONNEUR.

Celui pour qui la médecine ne devient point une religion, ne trouve en elle que la plus désolante, la plus pénible et la plus ingrate des professions.

Hufeland.

MONTPELLIER

J. MARTEL AINE, IMPRIMEUR DE LA FACULTÉ DE MÉDECINE,

rue de la Prefecture 10.

1850

INTRODUCTION.

De toutes les sciences, la plus utile, la plus belle est, sans contredit, celle qui s'occupe constamment de l'homme, depuis le premier instant de son existence jusqu'à sa mort. La médecine, en effet, a pour mission le développement, la conservation, le rétablissement des hommes; elle doit servir, en outre, au développement, au maintien, aux améliorations des lois qui régissent la société, puisque ces lois doivent être faites pour le bonheur possible de l'humanité et à son profit. Il n'est donc pas étonnant qu'un des médecins les plus illustres ait considéré la médecine comme une religion ; qu'Hippocrate, il y a deux mille ans, ait consacré de si belles pages aux qualités, aux devoirs nécessaires, indispensables au médecin.

1

Aussi ne connaissons-nous pas de plus noble ministère que celui du médecin ; ses fonctions sont véritablement sublimes. Ecoutons et méditons les paroles suivantes qui nous sont léguées par Hufeland : « Pense toujours à ce que tu es, à ce que tu dois. Dieu t'a fait prêtre du feu sacré de la vie : il t'a commis le soin de dispenser ses plus beaux dons, la santé et la vie ; il t'a confié, pour le bien de tes semblables, les forces occultes déposées par lui dans le sein de la nature. Quelle haute et sainte mission ! Remplis-la dignement, non pour ton propre avantage, non pour ta réputation, mais pour la gloire de Dieu et pour le salut de tes frères : un jour viendra où tu seras appelé à en rendre compte. »

C'est le médecin qui recherche et pose les lois les plus avantageuses au développement et à la conservation des hommes. Aussi, à toutes les époques de son existence, l'homme appelle les services de la médecine. Ses soins veillent sur l'enfant qui va naître et en écarte les dangers qui menacent sa débile existence, même avant qu'il ait vu le jour ; elle protège l'enfant contre les maux qui assiègent si souvent ce premier âge ; elle éloigne ou du moins calme, modère les orages de l'adolescence, et ménage autant que possible d'heureux jours à la vieillesse.

Le médecin vraiment digne de ce nom, et qui possède le génie de son art, est le véritable bienfaiteur de l'Humanité. Que quelques hommes, haut placés dans les sciences, aient déversé le ridicule sur la médecine et ses ministres, nous ne devons pas nous en étonner ; ils n'avaient pas sans doute pénétré dans le temple de la nature, ou du moins n'avaient eu des rapports qu'avec des systématiques déraisonnables qui auraient détruit la médecine, si elle n'était éternelle comme les lois naturelles sur lesquelles elle repose.

Quelle est sublime la mission qu'il remplit auprès de ses semblables ! Sa vie est tout entière d'abnégation et de dévouement ; dans tous les temps, dans tous les lieux, il se doit à ses frères ; qu'à une patience, une bonté inépuisables, il joigne un courage de tous les moments : c'est là son devoir, et il ne saurait y manquer sans s'attirer la honte et le mépris.

Que le médecin, dans ce périlleux sacerdoce

dont il est revêtu, n'oublie pas qu'il assume sur lui une grave responsabilité. Constamment en présence du tableau vivant des douleurs humaines, il faut qu'il trouve dans sa conscience le mobile d'une activité incessante, d'une sympathie qui ne se lasse jamais. Il doit veiller avec une égale sollicitude sur la santé, la vie des heureux du monde, et de ces malheureux qui trop souvent gisent encore dans des bouges infects, en proie aux souffrances poignantes de la misère et de la maladie.

Mais ce n'est pas seulement l'homme pris individuellement qui doit l'occuper : l'homme considéré en société devient aussi l'objet de son observation et de ses réflexions ; double point de vue qui crée, pour ainsi dire, une médecine individuelle et sociale à la fois.

Nous aurons donc à étudier successivement le rôle du médecin auprès de ses semblables au point de vue individuel ; nous chercherons ensuite à déterminer la part qui doit lui être faite dans l'œuvre collective par laquelle le genre humain travaille à son perfectionnement ; nous nous occuperons, enfin, des relations du médecin avec ses confrères.

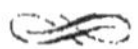

MISSION DU MÉDECIN

DANS LA SOCIÉTÉ.

CHAPITRE Ier.

RELATIONS DU MÉDECIN AVEC SES SEMBLABLES.

Maintiens toujours la dignité de l'art en toi et chez les autres, ne l'exploite jamais comme un métier, ni comme un moyen d'arriver à d'ignobles buts.

HUFELAND.

Le médecin ne parvient à la hauteur de son ministère qu'en possédant une instruction profonde, une érudition vaste et raisonnée, un jugement sain. L'étude laborieuse de la partie dogmatique de notre science, de la théorie si attrayante dans les livres, ne peut être qu'un guide toujours insuffisant, souvent infidèle auprès des malades. En effet, tout est généralisé dans les auteurs, tout est particularisé dans la pratique ; aussi Hufeland nous dit-il avec raison que « le grand talent consiste à généraliser le plus possible les maladies, et à individualiser le plus possible les malades. » Voilà pourquoi le jeune élève, qui aspire à devenir un vrai praticien, doit suivre les hôpitaux, afin de lire au grand livre de la nature. C'est au lit du malade seulement qu'il parviendra à saisir, au milieu de tous les accidents de la vie, le principe, la nature des perturbations qu'elle a subies, les lois auxquelles sont soumis, dans leur développement, les actes nombreux et si variés de la vie pathologique; c'est au lit du malade, enfin, qu'il pourra se former à l'art si difficile et si utile à la fois d'observer et d'interroger. N'est-ce pas là le vrai moyen de posséder plus tard ce sens particulier au médecin qui s'appelle *tact médical?*

Mais il serait inutile d'insister sur ce point, sur lequel il ne saurait s'élever la moindre dissidence; nous devons même ajouter que ces sources principales, auxquelles le médecin est obligé de puiser les éléments de la science pratique, seront un objet constant d'études où il se retrempera chaque jour, soit pour se perfectionner dans les applications de l'art, soit pour en reculer les limites. Cela connu, occupons-nous des qualités que doit posséder le médecin, des devoirs qu'il a à remplir auprès de ses semblables.

Art. Ier. — Des qualités indispensables au Médecin.

Quelles que soient les fonctions que l'homme est appelé à remplir dans la société, il doit tout faire pour s'en montrer digne ; mais le médecin, plus que tout autre, ne doit reculer devant aucun sacrifice, afin de soutenir avantageusement le nom qu'il porte et le véritable sacerdoce auquel il s'est voué.

Le Père de la médecine parle de six choses nécessaires pour faire un bon médecin : des talents naturels, une bonne éducation, de bonnes mœurs, avoir étudié jeune, l'amour du travail et le temps. Il revient plus tard sur ces différents points, comme nous le verrons bientôt.

Nous avons mentionné les travaux pénibles, les études laborieuses qu'exige la connaissance des sciences médicales ; à ces notions exactes, l'homme de l'art saura associer les qualités éminentes du cœur et de l'esprit, qui sont toujours l'apanage de l'homme de bien.

Molière a fait justice de la gravité affectée et du pédantisme de grand nombre de médecins du siècle de Louis XIV ; les Diafoirus et les Purgons sont rares aujourd'hui. Il faut de l'élégance, un extérieur grave sans affectation, des manières polies, qui ne sont pas incompatibles avec la profession de médecin.

La négligence et le luxe des vêtements sont deux extrêmes à éviter. Dans le costume doivent se trouver la propreté, la décence, la commodité, l'élégance sans prétention : en un mot, n'oublions pas que le bon sens, autant que les convenances sociales, prescrit au médecin d'éviter toute singularité dans ses vêtements.

« Quant au maintien, dit Hippocrate, il doit être grave, sans austérité, craignant de passer pour fin ou misanthrope. Celui qui rit continuellement et se montre toujours gai, devient incommode. »

Le divin Vieillard insiste encore sur la propreté du corps, et surtout sur l'absence de toute odeur particulière. N'est-il pas constant que certains principes odorants très-actifs pourraient exciter des spasmes violents sur des femmes éminemment nerveuses ? L'odeur du tabac répugne, avec juste raison, dans la plupart des cas, au lit du malade : nous pensons donc que le médecin fera bien de rejeter pour lui l'usage de cette plante.

Mais que serait tout cela sans ces qualités intérieures qui permettent au médecin d'exercer toutes les vertus renfermées dans l'exercice de ses fonctions ? Ce serait un être vil et méprisable celui qui n'écouterait que la voix de la cupidité et de ses passions ; n'oublions jamais que nos obligations rentrent dans les lois les plus saintes de la religion et de la philanthropie. C'est ce que comprenait fort bien le Père de la médecine, dont on ne saurait trop lire et méditer les œuvres, lorsqu'il écrivait « qu'il faut allier la sagesse à la médecine. Le médecin vrai philosophe, dit-il, est un demi-

Dieu. L'art de la sagesse et celui de la médecine se tiennent de près. Tout ce que donne le premier, le second le met en usage : mépris de l'argent, modération, décence, modestie, honneur, bonté, affabilité, propreté, gravité. »

La modestie exclut la timidité et la présomption : ce sont là deux défauts également nuisibles. Le médecin timide à l'excès, qu'un rien épouvante, qui se méfie toujours de soi, devient aussi incapable que l'ignorant lui-même. Dans cet état continuel d'hésitation et d'incertitude, il perd à délibérer l'occasion favorable, et laisse passer le moment d'agir : c'est de lui qu'on peut dire qu'il ne tue pas ses malades, mais qu'il les laisse mourir.

Est-ce à dire pour cela qu'il faille tomber dans une exagération contraire? Doit-on, à l'exemple de quelques présomptueux, ne voir rien d'obscur dans la science de l'homme? Il est de ces hommes, en effet, qui pensent que la nature n'a point de secret qu'ils ne découvrent. A les en croire, aucun voile ne cache à leurs regards pénétrants les mystères de notre organisation ; il n'est point de maladie qu'ils ne puissent parfaitement expliquer et guérir. Les cas les plus difficiles ne les étonnent pas, les opérations délicates ne sont pour eux qu'un jeu ; rien ne les embarrasse, leur génie prévoit tout, entreprend tout. Que de malheurs n'occasionnent-ils pas, si leur pratique est un peu étendue !

Le vrai médecin, qui à une instruction solide joint un jugement sain, sait éviter ce double écueil de timidité et de présomption; il marche avec assurance: tantôt il laisse agir la nature et se contente de seconder ses efforts; tantôt il intervient, prévoyant que c'est l'art seul qui peut être tout-puissant. Son tact médical le guide dans ces cas épineux où le caractère de la maladie reste obscur; il sait alors trouver, hors des routes communes, les moyens de triompher du désordre et de la violence du mal.

A la modestie s'allieront des mœurs d'une pureté irréprochable. Dans le serment imposé par Hippocrate à ses disciples, serment qui doit servir de règle aux médecins, nous lisons cette phrase: « Mon état ne servira pas à corrompre les mœurs, ni à favoriser le crime. » Par sa position, le médecin est souvent placé entre ses devoirs et le vice; mais plus les occasions d'écouter sans danger ses passions sont fréquentes, et plus il est glorieux à la vertu de les vaincre. « C'est pour le bien de la société, dit Montfalcon, qu'il doit employer l'influence puissante dont son ministère l'investit; les hommes qui lui confient aveuglément ce qu'ils ont de plus cher, l'honneur de leurs femmes et de leurs filles, ont droit d'exiger de lui un cœur pur et des mœurs sans tache. » Et que deviendrait la société si elle ne trouvait qu'un corrupteur dans celui qui est chargé de veiller au maintien de la santé et à l'amélioration de l'être humain, sous le rapport physique et moral ?

Mais c'est surtout auprès d'une femme jeune et belle, qui trop souvent a une maladie de langueur, que l'homme scrupuleux dans ses mœurs a besoin de se mettre en garde contre la surprise des sens. Toute barrière tombe, en effet, en présence du médecin, dans les investigations auxquelles il est obligé parfois de se livrer pour s'éclairer sur la nature et le siége du mal ; bien des secrets lui sont révélés. Combien il est important qu'il reste calme et froid, afin que ses informations ne soient pas erronées, que son intelligence ne soit pas troublée ! Il y a plus, il faut que ses sens reçoivent toutes ces impressions, et qu'ils n'y répondent pas. Quelle vertu indispensable, surtout à celui qui se trouve en rapport avec cette jeune personne nerveuse, exaltée, qui verse des larmes dont le sens ne saurait échapper à l'observateur le plus distrait ! Enfin, le médecin n'oubliera pas qu'il peut succomber victime de la tactique de certaines femmes qui cachent une passion coupable sous l'apparence d'une maladie simulée, et appellent sans pudeur l'attention du médecin sur les régions du corps qu'elles supposent les plus propres à lui inoculer le poison qu'elles ont elles-mêmes dans le cœur. Voici un fait qui démontre combien les jeunes médecins ont besoin d'être sur leurs gardes, s'ils ne veulent tomber dans le piége :

« La femme d'un médecin distingué tombait tous les jours, dit J. Franck, depuis plusieurs mois, dans des convulsions violentes, dont, pour ainsi dire, toute la Faculté fut le jouet. L'évènement apprit enfin que cette femme rusée avait simulé ces convulsions, afin que son mari laissât à la maison, pour la soigner, un jeune médecin qu'il avait coutume d'emmener avec lui voir ses malades. S'agitant convulsivement et d'une manière lascive entre les bras de ce jeune homme, cette autre Putiphar le séduisit, et plus tard, après avoir divorcé, l'épousa. La peine suivit bientôt le crime. Le jeune homme succomba, au bout d'un an, à la phthisie pulmonaire, et sa veuve, abandonnée de tous, serait morte depuis long-temps, si son premier mari ne la soutenait de loin. »

Combien il est important, dans ces circonstances scabreuses, de lutter contre ses passions, contre la surprise de ses sens ! D'ailleurs, dans sa profession, le médecin doit constamment veiller sur lui-même, et se prémunir contre les dangers les plus opposés. Cette pensée a guidé sans doute le Père de la médecine, lorsqu'il recommande de ne pas favoriser le crime : « Je ne conseillerai jamais à personne d'avoir recours au poison, et j'en refuserai à ceux qui m'en demanderont. Je ne donnerai à aucune femme des remèdes pour la faire accoucher avant son terme. » Paroles sacrées, trop souvent oubliées par des êtres vils et cupides, qui n'ont du médecin que le nom !

Une seule circonstance permet au médecin consciencieux et moral de s'éloigner, en apparence, de cette règle : le lecteur a déjà compris qu'il s'agit de ces vices de conformation du bassin de la femme, portés à un tel degré que l'accouchement naturel et à terme devient impossible, qu'une opération qui compromet la vie de la mère et de l'enfant est nécessaire, urgente. Dans ce cas, d'après le précepte des meilleurs accoucheurs, il faut provoquer un accouchement prématuré toutes les fois que les diamètres du bassin permettront le passage et l'issue du part arrivé à la fin de son sixième mois, c'est-à-dire qui peut présenter les conditions de viabilité.

De tout temps, on a vu des médecins montrer des vertus et un courage peu communs, même chez les grands de la terre. On aime à voir le bon Paré lutter parfois contre Charles IX, et adoucir son caractère trop irritable et trop enclin à la fureur. A ce propos, on nous permettra d'extraire des mémoires de Sully l'anecdote suivante : « Le roi Charles, ayant comté le soir du mesme jour les meurtres qui s'y étaient faits, des vieillards, femmes et enfants, témoigna d'en avoir horreur, et en parla comme si ces cruautés lui eussent fait mal au cœur, voire engendré du trouble en l'esprit ; tellement qu'ayant tiré à part maître Ambroise Paré, son premier chirurgien, qu'il aimait infiniment, et avec telle familiarité, quoiqu'il fût de la religion que, comme il eût dit le jour de la Saint-Barthélemi, que c'était maintenant qu'il fallait être catholique, il lui répondit hardiment : Par la lumière de Dieu, je crois qu'il vous souvient bien, Sire, m'avoir promis, afin que je ne vous désobéisse jamais, de ne me commander aussi quatre choses, à savoir : de rentrer dans le ventre de ma mère, de me trouver en une bataille au combat, de quitter votre service et d'aller à la messe. Ayant donc cette privauté avec lui, il lui dit : Ambroise, je ne sais ce qui m'est advenu depuis deux ou trois jours, mais je me trouve l'esprit et le corps grandement esmeus, voire tout ainsi que si j'avais la fièvre, me semblant à tous momens, aussi bien veillant que dormant, que ces corps se présentent à moi les faces hideuses et couvertes de sang ; je voudrais qu'on n'y eût pas compris les imbécilles et les enfants. Et sur ce qui lui fut répondu, il fit dès le lendemain publier des défenses, sous peine de vie, de plus tuer. »

On n'a pas oublié que Fagon et Félix, l'un premier médecin, l'autre premier chirurgien de Louis XIV, osèrent seuls, de toute la Cour, élever la voix en faveur de l'archevêque de Cambrai disgrâcié.

Un médecin, bienfaisant par sa profession, se doit à tous; qu'il prodigue ses soins sans distinction à tous ceux qui les réclament, rien de mieux. Nous pensons pourtant que l'amour de la patrie, qui de tout temps a enfanté de si grands prodiges, doit modifier un peu cette manière de voir. Que notre belle et noble France soit menacée d'être déchirée, asservie par les hordes étrangères, sera-t-il convenable qu'un Français, qui se doit avant tout aux siens, à ses frères, abandonne son sol natal pour aller secourir les ennemis de son pays? Le divin Vieillard nous donne à ce propos un exemple sublime. Les états d'Artaxerxès, roi de Perse, étaient ravagés par la peste; ce monarque, fortement occupé du projet de se venger des Grecs, voyait avec douleur cette affreuse maladie porter partout la mort dans son empire, et crut que le seul Hippocrate pouvait mettre un terme à ses ravages. Il envoya au fils d'Héraclide une députation chargée de lui offrir les présents les plus riches et les plus brillants honneurs, s'il voulait venir combattre, en Perse, le terrible fléau qui la désolait.

« *Dites à votre maître*, répondit Hippocrate aux envoyés du grand roi, *que je suis assez riche, et que l'honneur me défend d'accepter ses dons, de passer en Asie, et de secourir les Perses, qui sont les ennemis des Grecs.* » Quelle grandeur d'âme, quel patriotisme respire dans ces nobles paroles!

Mais, cette circonstance à part, le médecin se rappellera toujours que sa vie est toute de dévouement; que, pour lui, l'amour de l'humanité est une passion non moins violente que celle de la gloire. N'est-ce pas ce sentiment généreux qui, durant le règne des épidémies meurtrières, pousse tant d'hommes vertueux à affronter les plus grands dangers, trop souvent la mort? Pourtant la plupart d'entre eux ne comptent pas sur les éloges de la postérité; ils savent que leurs noms obscurs ne doivent pas leur survivre.

Plus intrépide que le soldat, qui voit l'ennemi en face et peut au moins lutter avec lui, le médecin, en affrontant le fléau destructeur, sait qu'il en respirera le souffle empoisonné, et qu'il n'y a pas moyen de l'éviter. Malgré ce, voyez-le plein de courage, le visage serein, cherchant à inspirer la confiance à toute une population effrayée, démoralisée. Le nom de Desgenettes restera éternellement attaché à notre mémorable campagne d'Egypte. Il n'oppose pas à la peste qui menace l'armée française en Orient des précautions pusillanimes; il ne montre pas des craintes inquiétantes, mais le courage le plus héroïque. Epouvanté par le nom seul du fléau terrible qui se déclare, le soldat est entièrement abattu; Desgenettes ose, en public, aborder, toucher des pestiférés, et s'inoculer la peste!

Nous pouvons placer ici honorablement le nom de M. Guyon, chirurgien en chef de l'armée d'Afrique, qui, aux Antilles, dans les premières années de la Restauration, à l'époque où la fièvre jaune sévissait avec une grande force, et soulevait de nombreuses discussions pour décider si elle était ou n'était pas contagieuse, eut le courage d'avaler des matières vomies par des hommes atteints de la maladie, et de coucher dans le lit où ils étaient morts. Cette courageuse expérimentation contribua largement à la solution de cette importante question.

Le rôle du médecin, dans la société actuelle, s'élargit continuellement pour le médecin d'armée. En effet, la position de ce dernier, au milieu des camps, parmi les soldats, est toute différente.

En arrachant le jeune conscrit à sa famille, l'Etat prend envers elle l'engagement sacré de veiller à la santé de son enfant qui devient le sien propre, et si l'honneur lui permettait d'oublier son engagement, le soin de sa sûreté le lui rappellerait.

Ce contrat, le seul par lequel le commandement rappelle la famille et la fasse aimer, le médecin militaire est appelé à le remplir; l'Etat l'a nommé son mandataire, son délégué, en lui disant : « Dans la paix et dans la guerre, tu suivras le soldat, tu éloigneras de lui autant qu'il sera en toi les causes de maladie, et tu les combattras si elles l'atteignent. Tu le protègeras contre les rigueurs de la discipline que l'hygiène condamne, tu goûteras son pain et son sel; mais toi seul, tu ne commanderas jamais sous le feu de l'ennemi où tu iras chercher, relever, panser les blessés; toi seul, tu ne combattras pas! Excité par les cris de guerre, l'odeur de la poudre, la vue du drapeau national, tu resteras froid et calme au milieu de tant de bruit, de tant d'exaltation, de tant de fièvre belliqueuse. Ton rôle est de t'exposer à tous les dangers sans pouvoir les éviter, de secourir sous les balles ceux qui tombent, afin de prévenir, éloigner tout accident fatal, de les faire évacuer du champ de bataille, de sauver enfin le plus possible de nos braves défenseurs. C'est là le rôle, le courage du médecin militaire!

Dans les deux camps, il est également inviolable, car il n'a d'autre ennemi que le mal. Mission de paix internationale et sociale! sacerdoce digne des plus grandes âmes! vous l'avez dignement rempli, Percy, Larrey, Desgenettes. Nous sommes fiers également en pensant à vous, ombres plus modestes, mais bien chères à notre souvenir, Pugens, Castelli, Arcelin, qui dormez si loin de nous dans le désert, où la reconnaissance et l'admiration vous ont élevé un tombeau sous les palmiers. Plus heureux, vous qui vivez et avez encore une honorable carrière à parcourir: Durand, que les Zouaves ne peuvent oublier, Bœceur,

Straus et Cabasse, le prisonnier d'Abd-el-Kader, qui avez soutenu le courage et l'espérance de vos compagnons d'infortune, qui avez refusé la liberté pour ne pas les abandonner ; vous, enfin, qui avez si noblement fait votre devoir et si chèrement payé de votre vie, alors que le choléra promenait ses ravages dans les trois provinces d'Afrique! Dix-huit d'entre vous ont trouvé la mort sur le champ de bataille de l'épidémie, ce que n'ont pas oublié notre brave armée et les colons.

Telles sont les principales qualités qui feront l'ornement du médecin. Dans tout cela, le ministre de la nature agira comme un homme d'honneur et de raison : ainsi, l'on pourra dire qu'il vit pour les autres, et non pour lui. C'est ce que va nous démontrer l'étude des devoirs auxquels le praticien est soumis.

ART. II. — Devoirs du Médecin auprès de ses malades.

> Vivre pour les autres, non pour soi.
> HUFELAND.

Le médecin doit être prêt à répondre à l'appel de la souffrance à toutes les heures de la nuit et du jour, dirons-nous avec le docteur Max Simon : les joies pures de la famille, les réunions de l'amitié, les plaisirs de l'étude, tout cela lui est interdit, dès qu'un homme souffre et réclame ses soins. Dans l'exercice de son art, le médecin doit ne voir que l'homme, et ne faire aucune différence entre les pauvres et les riches, les grands et les petits. « Celui qui souffre le plus, dit Hufeland, celui qui court le plus de dangers doit l'emporter sur les autres, quelle que soit d'ailleurs sa condition. »

Qu'il prête une attention religieuse à l'histoire de la maladie racontée par le patient ; qu'il sache l'interroger avec soin et à propos : n'est-ce pas là le moyen de porter un bon diagnostic, et en même temps d'encourager le malade ? Mais que de dégoûts à supporter, que d'obstacles à vaincre dans l'exercice de notre art !

Ne voit-on pas, tous les jours, les assistants, les amis, les parents du malade, mettre la patience du médecin à l'épreuve ? Ceux-là veulent discuter avec lui, et ne seraient pas fâchés qu'il se règle par leurs avis ; ceux-ci retardent ou empêchent l'exécution de ses ordonnances.

Il est des malades qui ne répondent d'une manière précise à aucune question, qui divaguent continuellement, et confondent dans leurs plaintes les objets les plus disparates. D'autres sont effrayés de tout, exagèrent tout ; ce n'est qu'avec les plus grandes peines qu'on dissipe les craintes ridicules auxquelles ils sont en proie.

Mais combien n'est-il pas surtout difficile de

diriger celui qui a lu quelques ouvrages de médecine! Il croit avoir tous les maux dont il vient de lire le tableau ; il discute sur la valeur des remèdes et du mode de traitement ; contredit, fatigue le médecin de cent observations extravagantes ; veut qu'on l'instruise du mécanisme de nos fonctions, qu'on lui explique les moindres circonstances des maux qu'il éprouve, qu'on lui rende raison de l'action des remèdes.

Il est donc vrai que dans toutes les positions, à chaque pas de leur carrière, les médecins ont un besoin extrême de patience ; il faut beaucoup de philosophie pour conserver un caractère toujours égal.

A ce fond inépuisable de patience il faut ajouter une prudence extrême : voilà pourquoi toute décision sera portée avec une sage lenteur. « Si quelques médecins, dit Montfalcon, ont dû leur réputation à des pronostics confirmés par l'évènement, combien ont perdu la leur par leur précipitation à juger! » S'il est une circonstance où la plus grande prudence est indispensable au médecin, c'est surtout lorsque la vie du malade est en danger, et que celui-ci cherche à s'inspirer du jeu de votre physionomie afin de savoir ce qu'il a à craindre ou à espérer.

Un examen attentif du malade, aidé par la patience et la prudence, permet ordinairement de saisir la nature du mal, et de lui appliquer le remède convenable. C'est pour arriver à ce résultat désiré, qu'il est bon de tenir un journal exact des malades que l'on soigne. « Lorsque le bruit du jour a cessé, dit Hufeland, et que la tranquillité du soir invite à la méditation, on consacre encore quelques heures de solitude à ses malades; on confie au papier les points les plus saillants de leur histoire, les changements qui sont survenus, les remarques qu'on a faites sur l'origine et le traitement de la maladie, les moyens qu'on a mis en usage, et l'on réfléchit mûrement encore sur le tout. » Bien pénétré de son sujet, replié sur lui-même, le médecin distingue mieux alors tous les objets ; leur rapprochement devient plus facile, et par suite surgissent de nouvelles idées, des inspirations qui ne pouvaient s'offrir au milieu du tumulte. On demandait un jour à Newton comment il était arrivé à ses admirables découvertes : J'y pensais continuellement, dit-il.

Un devoir non moins important est celui qui est résumé dans ces belles paroles du Père de la médecine : « Admis dans l'intérieur des maisons, mes yeux ne verront pas ce qui s'y passe, et ma langue taira les secrets qui me seront confiés. » Dépositaire de ces secrets, il tient entre ses mains le bonheur, non-seulement d'individus, mais encore de familles entières ; un mot seul suffit trop souvent pour compromettre la paix du ménage ! Aussi, combien doit être réservé et discret le médecin qui tient autant à sa tranquillité qu'au repos des familles ! Personne n'ignore tous les malheurs qui peuvent atteindre l'homme de l'art assez faible pour se laisser arracher ce qu'on lui avait confié comme à un confesseur !

Le médecin a encore à se tenir sur ses gardes, lorsque certains malades cachent obstinément et avec un soin extrême la source de leurs maux. A quoi bon insister alors pour dévoiler ce qu'on veut tenir caché? C'est au praticien à agir en son âme et conscience, et à prescrire le mode de traitement qui lui paraît le plus rationnel. Si le résultat vient lui prouver que ses prévisions étaient fondées, il se garde bien de le faire connaître.

D'un autre côté, il lui importe surtout de ne pas se méprendre, et de ne point accuser à la légère une femme, un mari sans reproches, ou une jeune fille de mœurs pures, d'une de ces maladies que l'opinion publique a déclarées honteuses : c'est compromettre sa réputation et le bonheur des familles. Des jeunes filles, soupçonnées d'être grosses, ont été chassées ignominieusement de la maison paternelle : un examen attentif aurait appris au médecin, qui peut être consulté trop tard, qu'il s'agissait d'un polype développé dans le sein de la matrice, de sang amassé et retenu dans sa cavité. D'un autre côté aussi, qu'il se tienne sur ses gardes, car la jeune fille, pour cacher une grossesse, simule une hydropisie ou une autre maladie : tout en agissant avec décence et réserve, il est de son devoir de faire cesser les doutes, afin de n'être pas dupe de cette mauvaise foi.

Cette conduite honorable le mettra toujours à l'abri de tout reproche et de toute haine. Il faut même que l'homme de l'art soit très-discret sur le compte de ses malades, qu'il réponde d'une manière brève et vague aux questions qui les concernent, et surtout qu'il ne s'occupe jamais de l'intérieur de leur vie domestique.

Cette question de la discrétion et du secret conduit à la suivante : Un médecin doit-il dévoiler un malheureux poursuivi par la justice et qui s'est confié à ses soins? La réponse, ce nous semble, ne saurait être douteuse. Non, le médecin ne saurait jouer le rôle infâme de délateur; ce serait dégrader son saint ministère que de transmettre aux tribunaux le nom de ceux qui ont eu foi en lui. Honte donc à ces hommes, fort heureusement très-rares, qui, dans nos tourmentes politiques, ont oublié ce devoir important du médecin, en donnant aux autorités le nom des blessés qu'ils avaient à soigner!

Maintenant, il ne suffit pas d'être patient, prudent, discret, afin de s'attirer la confiance des malades ; il faut encore savoir user des moyens propres à guérir, soulager ou du moins toujours consoler.

Afin d'atteindre ce triple but, le médecin doit chercher à inspirer la confiance à ceux qui s'adressent à lui.

Qui ne sait toute l'étendue de la puissance d'un médecin sur un malade qui a foi en lui ? Voyez plutôt ce malheureux, l'œil éteint, les forces anéanties, le corps bientôt glacé : un homme habile et insinuant s'empare de sa confiance ; aussitôt l'espoir renaît dans son âme, le courage se réveille, ses forces se raniment et la santé ne tarde pas à revenir.

La confiance de beaucoup de malades pour leur médecin est telle, qu'ils se soumettraient aux traitements les plus durs, avaleraient même des poisons, dès le moment qu'il leur aurait été annoncé que c'est là le seul moyen de guérir. C'est elle qui inspira le conquérant de l'Asie, prévenu que son médecin voulait l'empoisonner. Une lettre spécieuse accuse Philippe de ce projet horrible : Alexandre la lui présente d'une main, et de l'autre porte la coupe suspecte à sa bouche !

« L'art de persuader est le principal moyen d'obtenir la confiance des malades, dit Monfalcon : c'est un don qui manque quelquefois au génie. Ne heurtez jamais de front les opinions et les préjugés de celui qui réclame vos soins ; mais flattez ses idées, et n'oubliez jamais que le moyen le plus sûr de l'amener aux vôtres est de vous prêter aux siennes.

Soyez complaisant sans faiblesse et ferme sans dureté; que les mots les plus consolants sortent de votre bouche, et qu'un tendre intérêt anime votre visage. Interrogez avec adresse, répondez avec réserve..... »

Du reste, il faut savoir se mettre en rapport avec chaque malade, se modifier, se transformer, pour ainsi dire, suivant l'occasion et le besoin : en un mot, s'harmoniser avec le caractère, la nature du sujet. Tel désire que son médecin ait toujours un air doux, consolant; tel autre, au contraire, qu'il soit froid et sévère.

Voilà pourquoi le médecin doit faire une étude approfondie des passions des hommes, savoir saisir leurs pensées les plus secrètes : c'est le seul moyen, malgré des dénégations constantes ou une adroite dissimulation, de discerner la vérité dans les réponses d'un malade qui se déguise quelquefois à lui-même la nature du poison dont il s'abreuve.

L'art de lire dans le cœur des hommes est donc indispensable. Sans cela, impossible de s'entendre avec un hypochondriaque, de lui arracher ses secrets, de vaincre sa défiance extrême, de rendre le calme à son imagination frappée. N'est-ce pas là le moyen de reconnaître qu'un malheureux qui dépérit à vue d'œil est nostalgique ou amoureux ? C'est ainsi qu'Erasistrate arrache le secret d'Antiochus, et lui rend la vie en satisfaisant son amour caché.

La médecine de l'esprit peut produire des cures merveilleuses. Les médicaments, en effet, sont souvent insuffisants, et même de nulle valeur dans certaines circonstances; de sages conseils, des discours qui éclairent la raison, des témoignages d'amitié qui touchent le cœur, sont alors des moyens bien plus puissants de ranimer l'espérance et la vie. Il y a plus, c'est que parfois les meilleurs raisonnements ne valent pas une idée fausse, mais qui, imprévue et brusquement exprimée, se trouve en opposition totale avec le sujet des craintes du malade. « Petit, de Lyon, avait opéré de la pierre un calculeux, et depuis deux jours le sang coulait en abondance : *C'en est fait de moi*, lui dit celui-ci, *je perds tout mon sang*. — *Vous en perdez si peu*, répliqua tranquillement l'habile chirurgien, *que vous serez saigné dans une heure*. » L'idée imprévue d'une saignée, entièrement opposée à une pareille hémorrhagie, en prouvant au malade que celle-ci était légère, rassura son esprit alarmé; le sang ne tarda pas à s'arrêter, et le danger cessa.

C'est en agissant ainsi qu'on peut dire de la médecine : *qu'elle guérit quelquefois, soulage souvent, console toujours*. N'est-ce pas, par exemple, un devoir pour le médecin, et un grand mérite pour lui, de prolonger la vie et de la rendre supportable dans les maladies dites incurables? « Assurément, dit le médecin allemand, l'infortuné qui souffre sans espoir a des titres plus sacrés à notre compassion, que celui à qui la perspective de guérir rend ses douleurs moins amères; et c'est une belle œuvre, un acte de charité qui plaît à tout cœur sensible, de rendre la vie supportable, de nourrir le reste d'espérance qui ne s'éteint jamais dans le cœur même du plus malheureux, et de consoler au moins quand on ne saurait sauver. » D'ailleurs, la vue du médecin fait du bien aux cœurs de beaucoup de malades; leur espérance se ranime : à chaque visite, il leur semble qu'ils sont soulagés.

En outre, ne nous hâtons pas trop de prononcer le mot d'incurable; conservons encore l'espérance qui peut suggérer des idées, ouvrir de nouvelles voies à l'esprit. Notre vie est trop courte pour embrasser toutes les ressources, toute la puissance de la nature comme de l'art. N'a-t-on pas vu des phthisiques, délaissés, abandonnés, renaître pour ainsi dire à la vie, et parcourir encore une assez longue carrière?

L'homme de l'art n'abandonne pas même l'agonisant, dont il peut rendre encore la mort moins cruelle. Ne peut-il pas être aussi bien inspiré que le médecin de l'âme? Ne peut-il pas, lorsque tout semble perdu, parler encore de salut, de repos, d'avenir? Sa contenance noble et assurée, son langage doux et affable, soutiennent le courage de celui dont le dernier souffle de vie va s'exhaler;

surtout qu'il ne délaisse pas le mourant, tant qu'il conserve assez de connaissance pour sentir l'abandon de celui dans lequel il avait placé son dernier espoir.

Voilà comment le médecin remplit le but suprême de notre belle science, en conservant la vie des hommes, et, quand il y a possibilité, en la prolongeant.

Mais le médecin n'a pas toujours à prodiguer ses soins à des malades; il doit aussi enseigner les moyens de conserver la santé, de provoquer dans le système vivant des modifications heureuses, de véritables améliorations : en d'autres termes, qu'il soit hygiéniste et pathologiste en même temps; prévenir et combattre le mal, voilà son but. Avec quel intérêt il doit veiller sur la santé de ce jeune enfant dont les ascendants sont atteints d'un vice diathésique qui menace de faire explosion chez lui! C'est à lui à modifier ce rejeton, afin de détruire le germe du mal.

Il ne saurait trop étudier les aptitudes, les dispositions individuelles, tant au physique qu'au moral, afin de les diriger, de les modifier, de les placer enfin dans un milieu qui leur soit convenable.

Il est une dernière précaution qui n'est pas à dédaigner, surtout auprès des classes peu aisées de la société. Lorsqu'une prescription est à faire, qu'une substance devient utile soit pour prévenir une maladie, soit pour la combattre, il est convenable, indispensable même souvent, de préférer celle qui coûte peu à celle dont le prix est élevé, toutes les fois du moins que la première remplit l'indication aussi bien que la seconde ; il faut aussi donner la préférence aux médicaments indigènes sur ceux des pays lointains : on ménage ainsi le peu de ressource pécuniaire des malheureux, et on cherche, en bon citoyen, à épargner à l'Etat de payer des impôts à l'étranger.

Mais que tous les soins prodigués aux malheureux soient désintéressés : la bienfaisance porte sa récompense avec elle. C'est avec intérêt qu'on lira toujours les paroles suivantes de Vicq-d'Azyr :

« Si les fonctions de médecin sont belles, dit-il, c'est moins dans le palais et parmi les grandeurs, où les motifs soit apparents, soit réels de l'intérêt ne laissent aucune place à ceux de l'humanité, que dans la demeure étroite et malsaine du pauvre. Là, point de protecteur, point de cupidité ; la renommée n'approche point de ces asiles ; tout s'y tait, hormis la douleur, qui la fait si souvent retentir de ses sanglots : les victimes de la misère, celles de la maladie et de la mort, entassées, confondues, y offrent un tableau déchirant et terrible. C'est là qu'il est possible de faire le bien, où l'homme peut secourir l'homme sans concours et même sans témoins ; c'est là que se plaisent la générosité, la véritable bienfaisance, la tendre pitié; c'est là qu'on est sûr de trouver des larmes à essuyer, des infortunés à plaindre. Disons-le à la louange des médecins, quel autre ordre de citoyens remplit ces devoirs avec autant de zèle et de courage? »

Après cela, que les intentions du médecin soient souvent méconnues, qu'on ne voie en lui qu'un homme mu par un sentiment bas et vil d'intérêt et de rapacité: c'est ce qu'on dit tous les jours, c'est ce qui est vrai dans des cas qui ne sont pas malheureusement trop rares. Cependant la plupart des médecins n'oublient jamais le précepte du divin Maître : « Je donnerai mes soins gratuits à l'indigent, et n'exigerai jamais un salaire au-dessus de mon travail. » C'est pour ceux-là que sont vraies les paroles suivantes :

«On nous accuse de n'apporter dans l'exercice de notre profession, dit le docteur Max Simon, qu'une intention vénale, que le froid calcul d'un intérêt vulgaire. Ceux qui nous adressent ce reproche croient, nous en sommes sûr, justifier ainsi leur ingratitude. Nous ne nous ferons pas à nous-même l'injure de rétorquer contre eux leur propre argument, nous ne demanderons même pas, si c'est parce qu'ils s'estiment ce qu'ils valent, qu'ils prisent si peu le dévouement de l'homme qui leur sauva la vie; nous dirons seulement que ceux qui parlent ainsi calomnient la conscience humaine.»

Combien de fois le médecin regrette de ne pas se trouver dans une position de fortune qui lui permette de soulager la misère, comme les maux de celui à qui il prodigue ses soins! Pourtant ne faisons pas le médecin meilleur qu'il n'est; il n'en est que trop pour qui la pratique est une lutte organisée, et auxquels tous les moyens sont bons pour réussir, c'est-à-dire pour faire fortune. Trop souvent, « le médecin bréveté des pauvres, dit le professeur Ribes, n'est philanthrope que par prévision des bénéfices que l'exercice de la philanthropie lui permettra de faire un jour sur les riches »; et cependant est-il une satisfaction plus pure que celle que l'on goûte à sécher les larmes des malheureux? Est-il un bonheur plus grand que celui de ne recueillir autour de soi que des témoignages de vénération et d'amour? Aussi ne pouvons-nous qu'adresser ces paroles d'Hufeland à ces médecins dépourvus de tout sentiment de pitié :

« Malheur à celui dont les efforts ont pour but l'ambition et la fortune! Il sera toujours en contradiction avec lui-même et avec ses devoirs; sans cesse il verra ses espérances déçues, ses désirs ne seront jamais remplis, et il maudira enfin une profession qui ne le rémunère point, parce qu'il n'en connaît pas la véritable récompense. »

CHAPITRE II.

—

DU MEDECIN AU POINT DE VUE SOCIAL.

> La médecine doit servir au développement, au maintien, à l'amélioration des lois qui régissent la société, afin de faire jouir l'humanité de tout le bonheur qu'il lui est possible d'atteindre sur cette terre.

Nous avons constaté dans le chapitre précédent que la médecine devait servir au développement, au maintien, à l'amélioration des lois qui régissent la société, afin de faire jouir l'humanité de tout le bonheur qu'il lui est possible d'atteindre sur cette terre.

Or, le législateur et l'homme d'Etat, qui ont conscience des devoirs que leur impose leur haute position, doivent vouloir que le peuple qui les a placés à leur tête rétablisse son bonheur, le maintienne et le développe au plus haut degré. De là, la nécessité de consulter le médecin pour faire les traités de paix, d'alliance, de commerce; pour savoir sur quelle base sera établie l'occupation d'un pays conquis ou découvert, etc. N'est-ce pas là ce qu'on pourrait appeler la médecine internationale, que nous devons distinguer de la médecine sociale intérieure, qui s'appliquera seulement aux citoyens d'une nation ?

Qu'elle est grande et sublime la mission du médecin envisagée à ce point de vue si élevé ! Qu'il ne cesse jamais de se livrer à des études profondes, qui lui permettront d'atteindre ce noble but, le bonheur de l'humanité ! N'est-ce pas le véritable moyen de forcer les peuples et ceux qui les dirigent de se soumettre parfois à son arbitrage souverain ?

ART. Ier. — Devoirs du Médecin au point de vue de la médecine internationale.

« Pour l'avenir, un nouveau droit des gens s'élabore, supérieur encore à celui de Grotius, de Montesquieu et de Napoléon, tout-à-fait social et cosmopolite, d'où sortira l'indépendance de chaque peuple et la solidarité du monde. » Cette prédiction de Lerminier peut s'accomplir, grâce à l'intervention de la médecine internationale.

Mais, pour donner à celle-ci des bases solides, de grands travaux statistiques et topographiques doivent d'abord être entrepris. L'immortel ouvrage que la science française exécuta sur l'Egypte, ceux qu'elle a fondés sur la Morée ou qu'elle entreprend sur l'Algérie, les grands recueils enfin que possède l'Angleterre sur l'Inde, sont un acheminement vers cette large voie. N'est-il pas essentiel d'avoir des données certaines sur la constitution physique, intellectuelle et morale de chaque peuple, ainsi que sur le milieu qu'il habite ? Car ce double fait, l'homme et son milieu, sont intimement combinés, associés pour ainsi dire. « Dans son état présent, dit le professeur Ribes de Montpellier, l'humanité et son milieu terrestre sont un corps dont les divisions ont à leur tour des parties, et ces parties, qui sont les peuples nombreux et leurs milieux combinés, ne sont pas moins distincts, ne sont pas moins unis que les organes qui composent le corps vivant d'un homme, que les ramifications d'un de ses systèmes d'organes, multiple dans son unité, où l'ordre des parties est aussi facile à constater que l'indépendance et la diversité même. »

L'étude des divers peuples et de leurs milieux permet au médecin hygiéniste de poser des lois hygiéniques générales, mais qui, tout en se rapportant à la totalité des pays, peuvent et doivent pourtant se spécialiser et se modifier, afin d'être applicables à chacun d'eux.

L'histoire topographique et médicale nous montre comment, les hommes changeant de milieu, les peuples se déplaçant sur la terre, une nouvelle harmonie doit s'établir entre eux et les circonstances constitutives du nouveau milieu. Elle nous apprend comment des races, comme des individus qui ne parviennent pas à cette association normale, périssent ou dégénèrent; comment d'autres s'accommodent plus ou moins promptement à leur nouvel état. Le médecin qui en possède une connaissance profonde, indique à ceux qui vont créer une nouvelle société, une nouvelle patrie, les moyens de ne pas succomber à l'œuvre; mais, au contraire, de se mettre d'accord avec le milieu nouveau qu'ils vont habiter. Il apprend aux hommes d'Etat de ne pas transporter brusquement nos jeunes soldats dans des pays lointains et nouvellement conquis, mais de les faire passer successivement dans des milieux divers, qui se rapprochent de plus en plus de celui où ils seront définitivement envoyés. A ce point de vue, ne craint-on pas que la transportation, telle qu'on veut l'établir, ne soit une cause réelle et certaine de mort pour les malheureux condamnés? Comment pourraient-ils supporter ces transitions si brusques et si fortes, alors surtout que leur moral, fortement ébranlé, ne les soutiendra plus dans ces grandes infortunes? Ne pourrait-on pas au moins chercher à acclimater le malheureux que la politique force d'éloigner de la société? Pour nous, le droit de déporter sera toujours aussi équivoque et aussi atroce que le droit de vie et de mort, tant qu'on ne fera point de la déportation elle-même un double plan de perfectionnement, et du globe, et de l'espèce humaine.

N'est-ce pas aux médecins qu'on s'adresse pour savoir comment il convient de fixer le temps et la forme des quarantaines, tant des hommes que des marchandises, quels sont les moyens de désinfection des objets de provenance mis en état de suspicion? Nous nous rappellerons, à ce propos, toutes les discussions orageuses qui ont retenti au sein de l'Académie de médecine, entre les contagionistes et les non-contagionistes. Des deux côtés, les faits se pressent, paraissent concluants; des deux côtés, les opinions sont débattues, soutenues avec le plus grand talent; mais le plus souvent, après ces discussions, chacun se retire sous sa tente, sans que la conviction ait pénétré dans l'esprit des adversaires, et l'Académie nationale se voit dans la nécessité d'avouer que « de nouvelles observations sont nécessaires pour démontrer que la peste est ou n'est pas transmissible par les hardes ou les vêtements des pestiférés. »

Cependant il y aurait erreur à supposer que la lumière n'a pas été portée en grande partie dans cette question obscure. Aujourd'hui, la plupart des médecins sont unanimes pour considérer la contagion comme un fait pathologique accidentel, qui peut se déclarer brusquement au milieu d'une épidémie, durant le cours d'une maladie infectieuse et sous l'influence de circonstances particulières. L'Autorité ne doit donc jamais négliger d'interroger les médecins, de les placer à la tête de l'Administration, lorsqu'une affection morbide populaire éclate sur un point du globe et menace de promener ses ravages dans tout l'univers. Cette conduite est tout-à-fait préférable à celle qui ferait établir des quarantaines, des cordons sanitaires, à la moindre alerte.

Il est du devoir des médecins comme des hommes d'Etat de conserver un état sanitaire satisfaisant, et d'accorder en même temps au commerce la liberté la plus large que faire se peut. Sous ce rapport, les Anglais surtout ont devancé les autres peuples, en permettant aux navires d'entrer dans leur port en libre pratique. Pourquoi ne les imiterait-on pas, tant qu'il n'est pas démontré que le mal qu'on redoute n'est pas contagieux? A quoi bon conserver pour tous les cas, dans toutes les circonstances, ce code volumineux de lois arbitraires et tyranniques? Ces lois devraient être modifiées, suspendues, spécialisées enfin, suivant la nature de la maladie populaire qui sévit.

Car il n'est que trop vrai que le commerce maritime s'est ressenti long-temps du lourd impôt que prélevaient sur lui les intendances sanitaires; aussi fit-il long-temps retentir ses plaintes très-fondées et peu écoutées, s'appuyant sur ce que ses relations étaient ralenties, entravées, pendant que des peuples voisins, qui avaient depuis long-temps modifié leur système de quarantaine, lui faisaient concurrence, en jetant à profusion dans nos places maritimes les produits de l'Egypte et des Antilles. Et, en effet, le Conseil d'amirauté fut obligé de reconnaître que la cherté de notre navigation, comparativement à celle des autres peuples de l'Europe, était due en partie au séjour que faisaient les navires et les hommes dans les lazarets nationaux.

D'ailleurs, le besoin de relations ou de vie extérieure est un fait normal pour les nations, comme pour les individus ; il est progressif, comme celui qui représente le perfectionnement de sa vie privée. Ne voyons-nous pas les nations européennes et celles qui, dans l'Afrique ou dans l'Asie, sont en rapport avec elles, se rallier d'une manière habituelle au centre méditerranéen ? « Là s'accomplit une œuvre sociale éminente, dit le professeur Ribes, puisqu'elle a pour objet d'unifier ce qui est divers, puisqu'elle resserre par des liens toujours plus étroits des peuples qui sont distincts, et les fait reconnaître comme des rameaux d'une même branche. Chacun, après être devenu sur ce point un moment le compatriote de tous, avoir vécu de leur vie, retourne à son milieu particulier travailler à son perfectionnement individuel, pour venir ensuite reprendre, à l'aide des relations qu'il entretient aux bords méditerranéens, l'autre face de son développement. »

Quant aux cordons sanitaires, ils ne remplissent leur but que d'une manière imparfaite, parce que beaucoup d'habitants abandonnent le pays frappé avant que le cordon soit établi, et peuvent ainsi propager le mal, s'il est contagieux; parce que ce cordon existant sera traversé par des contrebandiers. D'un autre côté, il est à craindre que ce moyen, inutile lorsque la contagion n'est pas manifeste, soit très-funeste aux populations qui se trouvent ainsi renfermées.

Nous devons donc souhaiter que des données plus exactes, de nouvelles expériences permettent d'appuyer sur des bases justes et solides un nouveau code sanitaire, plus favorable à notre commerce et plus en rapport avec les idées nobles et généreuses de la France.

N'est-ce pas au médecin à absoudre ou à condamner, pour les étrangers, certaines pratiques en harmonie ou en désaccord avec les nouveaux lieux qu'ils habitent ? M. Trébuchet nous apprend que, chez les Juifs, aussitôt qu'un malade a cessé de vivre, son corps est retiré du lit, et mis, enveloppé d'un drap, sur la paille ou simplement sur le plancher. On conçoit tout le danger d'une pareille pratique, si la mort n'est qu'apparente !

En Afrique, le médecin militaire, en présence de ses devoirs qu'il n'oublie jamais, peut exercer une grande influence. En effet, ses soins ne s'étendent pas seulement à nos soldats, ils sont donnés aussi aux indigènes. Personne n'ignore ce que le Coran a fait de ces hommes fanatiques, haineux de toute religion qui n'est pas la leur, ignorants, soupçonneux, jaloux, remplis de dédain pour les chrétiens, dont ils méprisent tout, excepté la justice et les médecins.

Pénétrer dans un intérieur arabe ou maure, sous la tente ou dans les villes, est chose impossible pour un *roumi*, pour un infidèle : le *tbib*, comme ils nous appellent, obtient seul quelquefois cette précieuse faveur. Celui-ci, dans ce moment suprême, ne doit avoir des yeux que pour le malade pour lequel on réclame ses soins ; car, s'il lève les yeux (et la tentation est grande souvent) sur un rideau qui se soulève, vers une porte qui s'entr'ouvre, s'il porte ses regards sur une jeune femme, curieuse, elle aussi, de voir un *roumi ;* s'il oublie enfin, un seul instant, la réserve, la dignité que sa position commande, l'Arabe jaloux vous a jugé, et vous n'entrerez plus chez lui. Il pourra, au contraire, vous accorder son estime si vous vous montrez digne de votre mandat.

Combien alors, au point de vue de l'humanité, de la politique, le médecin d'armée pourra être utile à son pays ! Le général Daumas, qui connaît si bien les Arabes, a écrit il y a peu de temps dans un livre *(Itinéraire du Sahara au pays des Nègres) :*

« La conquête arabe, commencée par les armes, doit être terminée par la diplomatie et les médecins. »

Il nous semble donc que la médecine a une véritable influence dans les relations de peuple à peuple ; nous devons même ajouter que si les peuples savaient former une sainte alliance, l'intervention de notre science dans le droit des gens serait plus grande et moins bornée.

Toutefois elle peut s'enorgueillir de ce qu'elle a déjà fait. C'est elle surtout qui a contribué à l'abolition de l'esclavage, en déclarant que rien ne s'oppose à ce que le noir ne parvienne à égaler le blanc, pourvu qu'il soit placé dans des conditions convenables. C'est elle qui, grâce aux Larrey, aux Percy, a pallié les maux de la guerre et imposé silence au cri antique et barbare : *Malheur aux vaincus !* Enfin, les sciences, amies de la paix, ont plus fait pour l'alliance des peuples que le commerce, si puissant lui-même en ce cas ; mais c'est la médecine qui, plus que toutes les autres, a prêché le droit absolu, en proclamant tous les hommes comme frères.

ART. II. — Devoirs du Médecin dans ses rapports avec la civilisation, l'amélioration de la Société.

Le médecin est à la fois hygiéniste et pathologiste, avons-nous dit ; les services immenses dont lui est redevable l'humanité, dans l'hygiène des peuples, ne saurait être contestée. Ne voyons-nous pas les grandes épidémies devenir plus rares, faire beaucoup moins de victimes, grâce aux progrès de la civilisation et à l'influence heureuse de l'hygiène?

C'est surtout en remontant dans notre histoire que cette vérité devient frappante. « Aux temps désolés du moyen-âge, dirons-nous avec M. Anglada, agrégé de cette Ecole, l'ignorance partout en crédit, le fanatisme allumant les persécutions, les préjugés et les superstitions les plus nuisibles répandus dans toutes les classes de la société, le défaut de police intérieure, la fréquence des disettes, la langueur de l'industrie, l'insalubrité des habitations et des rues dans des villes toujours murées, l'usage d'ensevelir les morts dans les églises ou dans l'enceinte des cités, des guerres intestines armant le bras des féodaux, la justice rendue avec les jugements de Dieu et la torture, la dignité humaine abrutie par l'esclavage..., tout concourait à livrer les peuples à la merci de toutes les causes de dépérissement et de dégradation physique et morale, qui frappent au cœur les nations les plus florissantes. » Aussi cette époque est-elle féconde en épidémies de toute espèce, qui désolent surtout les cités populeuses et font d'affreux ravages.

Durant le xe et le xie siècle, « il y a comme un

crêpe de douleur, dit Capefigue, répandu sur la génération; le monde est livré à tous les fléaux; les invasions des Barbares, les maladies pestilentielles, l'horrible famine, déciment les peuples; des vents violents brisent les arbres séculaires; un ciel grisâtre se mêle aux brouillards des forêts profondes, comme une nuit qui enveloppe le genre humain. »

Or, n'est-ce pas aux lois hygiéniques de jour en jour mieux comprises et appliquées, qu'il a été donné de diminuer l'intensité de ces fléaux destructeurs, de les faire disparaître même? Le tableau comparatif des victimes de certaines épidémies qui éludent tous les efforts de notre thérapeutique en fournit un témoignage irrécusable. « Que sont, par exemple, dit M. Anglada, relativement au chiffre actuel de la population de Paris, les vingt ou vingt-cinq mille morts qu'on y a constatés, par suite de l'épidémie cholérique de 1832 et de 1849, comparés aux quatre-vingt mille de la peste noire en 1348 ! Proportion effrayante, quand on songe à l'énorme infériorité relative de la population parisienne à cette époque. »

Aussi est-il de notoriété publique que les affections populaires, grandes ou petites, sont aujourd'hui bien moins délétères et bien moins fréquentes que dans les autres siècles.

Mais le médecin hygiéniste ne se préoccupe pas

seulement de la recherche des moyens propres à prévenir ou combattre ces grandes épidémies, il interroge encore la nature dans ses secrets, afin de trouver les lois qui président au développement de ces fléaux.

C'était sans doute là l'idée qui préoccupait Sydenham, lorsqu'il disait qu'une observation soutenue parviendrait un jour à découvrir la marche de ces grandes épidémies, de telle sorte que, semblables à des comètes, elles auraient périodiquement leur point d'arrivée et leur point de plus grand éloignement, suivant les temps et les lieux.

Le professeur Fuster, dans son ouvrage sur les maladies de la France couronné par l'Académie des Sciences, a cherché aussi à éclairer le grand fait pathologique de ces maladies populaires; il est porté à penser, en s'étayant sur des faits qu'il a recueillis dans ses lectures, que le secret si vainement cherché des épidémies pourrait bien être dans une combinaison de causes cosmiques et d'influences morales et politiques.

« Lorsqu'après un long calme, dit-il, l'atmosphère, alourdie par les impuretés qu'elle ramasse autour d'elle, répand au loin son méphitisme et compromet de plus en plus le sort des êtres qu'elle contribue à nourrir; le feu du ciel, une tempête violente, un ouragan impétueux ou tout autre météore suscité par la main invisible qui nous protège, bouleverse et dévore le foyer de corruption qui suffoquait nos organes, redonne à l'air l'élasticité et le mouvement, en réveillant dans toutes les existences le plaisir délicieux de renaître sous un ciel pur avec le sentiment d'une force nouvelle.

« A quelques égards, les grandes épidémies sont comparables aux éclats de la foudre; elles détruisent les impuretés de la civilisation, dans les instants d'hésitation et de doute où l'humanité, suspendue, pour ainsi dire, entre des institutions expirantes et l'accroissement d'un ordre nouveau, a besoin que toutes les puissances se conjurent pour l'aider à franchir cette crise et à recommencer une nouvelle vie. »

L'hygiène nous fait reconnaître encore ses bienfaits, en nous indiquant les moyens de conserver et prolonger notre existence : c'est ainsi que les statistiques faites à diverses époques et dans divers lieux démontrent les heureux effets de cette science sur la réduction de la mortalité. Aujourd'hui, il est constant que partout où les lois hygiéniques sont bien appliquées, le chiffre moyen de la mortalité commune va en diminuant; il y a plus, c'est que ces statistiques arrivent à cette conclusion que la mortalité est en raison de la pauvreté des habitants, qui suppose les privations, les fatigues, toutes les douleurs de la vie. Ainsi, Villermé, dans ses *Recherches sur les divers arrondissements de Paris,* est arrivé à en déterminer la mortalité relative, en appréciant le degré de misère des habitants par le nombre des logements non imposés dans ces divers arrondissements: il a vérifié que dans le second, où ces logements sont dans le rapport de 7 sur 100, la mortalité, année moyenne, n'est que de 1 sur 62; dans le douzième, où ces sortes de logements sont comme 38 sur 100, les décès sont de 1 sur 43.

Non-seulement le chiffre moyen de la mortalité commune tend à diminuer, mais encore la vie moyenne tend rapidement à élever son chiffre, à mesure que la civilisation et l'hygiène s'avancent dans leur marche progressive. Enfin, l'augmentation de la population marche, pour ainsi dire, parallèlement avec le progrès de cette belle science.

La France ne possédait en 1700 que 19,000,000 d'âmes environ; Necker estima, en 1785, que ce chiffre était monté à 24,800,000; dix ans plus tard, l'Assemblée nationale obtint, après un dénombrement, 26,363,074; en 1819, la population était de 29,327,388; en 1825, elle s'élevait à 30,400,000; en 1848, elle dépassait 35,000,000.

Aussi, voyons-nous les hommes d'Etat s'adresser constamment aux corps académiques, aux médecins de toutes les localités, afin de rédiger des conseils au peuple, soit pour le préserver de ces grands fléaux épidémiques, soit au moins pour en atténuer l'intensité. C'est donc au ministre de la nature à indiquer les moyens propres à prévenir le développement d'une affection épidémique, dont la marche est trop souvent si rapide et la nature meurtrière ; c'est à lui à montrer ce qu'il convient de faire avant l'invasion du mal, pendant son cours, après sa disparition.

Les conseils des médecins tendent d'abord à prévenir, empêcher l'apparition de la maladie populaire : or, pour atteindre ce but, qu'il cherche à éloigner toutes les conditions susceptibles de favoriser la génération du mal dont le génie nous est complètement inconnu.

L'atmosphère viciée est une cause puissante d'insalubrité et de perturbation dans l'économie humaine ; il est donc urgent d'avertir les grands centres de population des dangers de cette circonstance, afin de l'éviter autant que possible. C'est dans ce but qu'on proscrira l'habitation dans des lieux bas et humides, dans des appartements trop étroits où l'air n'est pas renouvelé, l'encombrement, la malpropreté des hôpitaux et de tous les édifices publics et particuliers.

A ce sujet même, il est bon d'ajouter que c'est à la médecine sociale qu'il appartient de montrer comment les théâtres, les camps, les écoles publiques, les hôpitaux doivent être établis, afin que la santé des citoyens n'ait pas à en souffrir. C'est au médecin à indiquer les principales règles d'étendue, de ventilation, de propreté, qui doivent présider à l'établissement des édifices publics, comme des manufactures.

On parviendra à éteindre ou du moins à diminuer la viciation de l'atmosphère, en prescrivant la plus grande propreté dans les villes, comme dans les campagnes, et dans l'intérieur des maisons. En outre, on aura recours aux moyens désinfectants chimiques, propres à neutraliser directement les gaz malfaisants combinés avec l'air.

L'homme de l'art apprend aussi aux individus et à la société combien il est important, pour les fonctions nutritives, de s'astreindre exactement aux lois hygiéniques. Mais le régime d'un grand nombre de malheureux ne peut être amélioré. N'est-ce pas à lui à réclamer auprès de l'Administration, des Associations de bienfaisance, l'institution, au profit des pauvres, d'une boucherie, d'une boulangerie, d'un magasin de comestibles, dans lesquels ces derniers trouvent à des prix très-modérés des objets indispensables au bon entretien de la vie?

En un mot, le médecin propose les moyens qui lui paraissent les plus propres à diriger convenablement les fonctions du système vivant au triple point de vue physique, moral et intellectuel. Enfin, l'homme de l'art possède, dans quelques cas malheureusement trop rares, de véritables spécifiques qui neutralisent ou atténuent fortement la cause morbigène. C'est ainsi que la vaccine peut préserver, des atteintes de la variole qui prend tout-à-coup la forme épidémique, les sujets qui n'ont pas encore été soumis à la vaccination ; que la belladone, s'il faut en croire les auteurs allemands, préserve de la scarlatine les personnes qui en font usage. Espérons que de nouvelles recherches et des expérimentations dirigées avec prudence agrandiront plus tard le cadre des vrais spécifiques.

Ce n'est pas tout d'enseigner à prévenir le mal, le médecin apprend encore comment on peut l'arrêter, lorsqu'il ne s'annonce que par les phénomènes avant-coureurs, comme aussi il indique les médicaments qui lui paraissent le plus convenables durant son cours; enfin, il dirige la convalescence de ceux qui ont eu le bonheur d'échapper au fléau destructeur.

Mais la mission du médecin hygiéniste ne doit pas se borner seulement à prévenir l'explosion de certaines maladies; elle doit encore s'occuper de procurer les améliorations dont sont susceptibles les individus, comme la société. Pour cela, il faut chercher à détruire certaines affections morbides propres à détériorer la constitution de l'homme, et, d'un autre côté, ne pas négliger l'éducation physique et intellectuelle.

N'est-il pas certain que la découverte de Jenner a été un véritable bienfait pour l'humanité? L'histoire est là qui atteste toute l'étendue des ravages produits par la variole dans les siècles qui ont précédé le nôtre. Déjà l'inoculation avait produit d'excellents résultats, et Voltaire en avait apprécié toute la valeur, lorsqu'il écrivait : « Si l'on eût inoculé, vingt mille hommes morts à Paris de la petite-vérole, en 1723, vivraient encore. Quoi donc ! Est-ce que les Français n'aiment pas la vie? Est-ce que les femmes ne se soucient point de leur beauté ? En vérité, nous sommes d'étranges gens ! » Mais la vaccination fit vite oublier l'inoculation ; et grâce au virus vaccin, l'espèce humaine n'est plus décimée par la variole. Sans doute, cette affection cutanée se montre parfois encore chez les personnes vaccinées ; mais quelle différence d'intensité et de gravité ! Il faut bien que la société en ait retiré d'excellents résultats, puisque, pour être admis comme élève dans les hôpitaux, ainsi que dans toutes les écoles publiques, il faut fournir la preuve qu'on a été vacciné ; puisque les jeunes conscrits, en arrivant à leur destination, sont examinés, et vaccinés lorsqu'ils ne l'ont pas été déjà.

C'est ainsi que la syphilis, ne se propageant jamais sans inoculation du virus, pourrait être restreinte dans ses ravages ; peut-être parviendrait-on même par triompher de cette cruelle maladie, qui ne tue pas promptement sans doute, surtout dans nos climats tempérés, mais agit trop souvent comme un véritable poison lent, et finit par altérer les constitutions les plus robustes et provoquer les maux les plus disparates.

Aujourd'hui, il est fort peu question de la lèpre, qui, dans le moyen-âge et durant les croisades surtout, exerçait d'affreux ravages ; une foule d'hôpitaux étaient réservés pour les malheureux lépreux qui étaient complètement séquestrés de la société. Leur infériorité physique justifiait leur infériorité politique !

Il fut un temps où l'homme regardait à la pureté du sang qui devait lui donner des héritiers. Ainsi, le seigneur féodal s'occupait surtout de la beauté physique de celle qu'il prenait pour compagne. Le malheureux serf, parqué dans le domaine à la glèbe duquel il était attaché, était loin de pouvoir ainsi choisir, et sa race n'était pas toujours aussi belle.

Aujourd'hui, nos prétendus grands seigneurs ne regardent pas de si près, ou mieux ils ne voient dans la personne qui va être unie à eux par les nœuds sacrés de l'hymen, qu'une riche dot. Le juste orgueil de la famille n'est pas généralement assez puissant ; c'est au médecin législateur à suppléer ce que ce noble sentiment avait d'utile. C'est à lui à faire comprendre combien sont malheureux ces sortes de mariages qui ont pour résultat certain la production d'êtres infirmes, à charge à la patrie, et qui vivraient seulement assez pour donner naissance à des enfants malheureux comme leur père. Nous avons en horreur cette loi barbare de Sparte et de Rome, qui permettait au père, assisté de deux voisins, de faire périr son fils contrefait; mais nous devons tout faire pour empêcher la création de l'homme impotent.

C'est dans ce but qu'il serait important de ne jamais unir deux personnes affectées de maladies susceptibles de se transmettre par voie d'hérédité, telles qu'épilepsie, folie, phthisie, scrofules. « C'est à la science, dit le docteur Lugol, qu'il appartient de préparer les voies d'une législation sur l'importante question de l'hérédité des maladies dans la famille. Les résultats des recherches auxquelles nous nous sommes livré depuis de longues années, constatent les origines nombreuses des maladies scrofuleuses par la voie de la génération. La propagation de ces maladies par le mariage ressort si souvent et avec tant d'évidence des faits que nous avons analysés dans cette Dissertation, qu'on ne peut nier qu'un des grands intérêts de la société ne soit de régler le mariage à des conditions qui éloignent les causes héréditaires, celles surtout qu'une expérience constante nous apprend être transmissibles des parents à leurs enfants. »

Un autre point, sur la question du mariage, qui intéresse le médecin physiologiste et hygiéniste, c'est l'âge légal auquel cet acte si important doit être accompli. Bien des parents se hâtent de marier leurs enfants, afin de leur faire éviter ces nombreux accidents qui sont la conséquence directe et forcée de ce libertinage effréné qui menace de faire périr la société. Cette manière d'agir serait louable s'il n'en résultait pas d'inconvénients graves ; mais des jeunes gens qui n'ont pas encore atteint leur entier développement, ne pourront procréer que des rejetons faibles, malingres, et eux-mêmes seront usés et vieux avant l'heure. Quelques exceptions ne suffisent pas pour infirmer la véracité de ce fait.

Il serait honteux de ne voir dans le mariage qu'un moyen de régulariser la satisfaction d'un des besoins les plus impérieux de l'homme ; ce besoin n'existe que pour un but plus élevé, plus beau : je veux parler de la propagation de l'espèce humaine. Or, l'intérêt moral de l'homme, l'intérêt de la famille, l'intérêt de la société balancent au moins l'intérêt de l'organisme dans l'union ; aussi doit-on tout faire afin que les membres de la famille, de la société, ne soient pas des êtres dégénérés, rabougris. Mais comment atteindre un pareil résultat sans porter atteinte aux droits sacrés de l'homme, à la liberté ? La question est impossible à résoudre dans l'état actuel de la civilisation. C'est au médecin, pourtant, à insister sur ce fait, à mettre incessamment devant les yeux de l'homme et de la société toute l'importance, pour ses rejetons, pour la patrie, d'alliances convenablement assorties sous le rapport physique et moral. Sa voix ne sera pas toujours étouffée, et les préceptes qu'il donne, parfaitement exécutés, préviendront souvent ces dissensions intérieures de la famille qui sèment le scandale et le désordre.

Les lois du mariage et de la famille ont varié avec les civilisations qui se sont succédé. Dans la société païenne de l'antiquité, alors que l'esclavage était une des bases de l'ordre social, la femme n'était ni l'égale ni la compagne de l'homme : elle était destinée à embellir sa vie par le plaisir, ou à perpétuer sa race.

Le christianisme, en émancipant la femme, en donnant aux sentiments du cœur et aux qualités de l'âme leur libre développement, en a fait bien réellement la compagne de l'homme. Pourquoi faut-il que les lois du mariage soient si souvent mal comprises et même faussées? Que le mariage ne constitue, trop fréquemment hélas! qu'une association d'intérêts chez le pauvre, comme chez l'homme riche? Ne voit-on pas que ces ignobles spéculations engendrent tous les jours une foule de maux, tels que l'adultère, des haines, des inimitiés, des crimes, etc., etc.? Jusques à quand considèrera-t-on le mariage comme une affaire purement mercantile? Jusques à quand, pour ces unions toutes d'argent, violera-t-on la loi de Dieu, véritable loi d'amour et d'harmonie?

Mais la question du mariage conduit naturellement à celle du divorce. Il est des gens qui parlent du divorce comme d'une horrible nouveauté, étant le fruit de notre grande et immortelle Révolution. L'étude de l'histoire du droit, et celle de la médecine légale en particulier, leur épargneraient bien de sottes déclamations. Justinien fut le premier qui prescrivit le divorce par des lois civiles, dit Merlin ; il est aussi le premier empereur qui ait promulgué des lois sur l'impuissance. Les officialités firent de même ; de plus, elles annulèrent les mariages entre parents même éloignés, lorsque les dispenses voulues n'avaient pas été obtenues.

Le divorce, admis sous la République et l'Empire, a été aboli par la loi du 8 mai 1816, qui a réglé que la séparation de corps lui serait substituée, et que les dispositions relatives au divorce pour cause déterminée lui seraient applicables. N'est-ce pas là un succédané qui en a tous les inconvénients, sans en avoir les avantages? Quoi! vous jugez qu'il y a lieu à prononcer la séparation de corps et de biens, et vous laissez subsister pour le mari et la femme ainsi séparés, et tout-à-fait désunis, l'article du Code relatif au mariage ! Ni l'un ni l'autre ne peut convoler à de nouvelles noces !

Nous pensons, nous, que le divorce devrait être admis de fait comme de droit. Loin de nous l'idée de prononcer la dissolution du mariage sur des causes futiles ; mais il est des raisons majeures qui ne permettent pas le doute. « J'applaudis aux obstacles dont sera hérissé le divorce, disait le docteur Marc ; je blâme la facilité avec laquelle, dans quelques pays, des infirmités acquises même depuis le mariage suffisent pour rompre ce lien. Je désirerais, toutefois, que l'époux évidemment trompé ne fût pas condamné sans ressource à terminer son existence sans espoir de donner le jour à une postérité légitime. »

L'humanité entière se comporte comme l'individu. Souffre-t-elle : elle est fantasque, capricieuse, portée au mal. Jouit-elle du bien-être : elle est franche, généreuse, portée au bien. Aussi, ceux que le peuple a placés à sa tête sont-ils doublement intéressés à pourvoir autant que possible à son bien-être matériel et intellectuel. C'est dans ce sens que Leibnitz a dit avec raison : « Je me chargerais de changer le monde, si je pouvais changer l'éducation des générations naissantes. » Cela est vrai au physique comme au moral. Le médecin a donc le droit, et c'est même un devoir, d'élever la voix afin d'assurer non pas à un petit nombre, mais à tous, ce double bien-être, qui a été toujours le rêve des âmes d'élite.

La plupart des philosophes comme des médecins ont marché dans cette voie si féconde en bons résultats. N'est-ce pas surtout à J.-J. Rousseau qu'il faut rendre grâce, si aujourd'hui par des langes serrés et incommodes on n'arrête plus le développement de la force et des organes dans la première enfance? N'est-ce pas le médecin hygiéniste qui démontre, tous les jours, tous les inconvénients des travaux forcés et anticipés pour les enfants des malheureux. Les *Canuts* de Lyon nous sont un déplorable exemple de ce qu'est la détérioration de la race dans les pays exclusivement industriels. Grand nombre de voix éloquentes et généreuses ont signalé avec force l'influence fatale que l'industrie moderne exerce sur la constitution des malheureux qui sont forcés de lui demander le pain de chaque jour : on est vraiment affligé et surpris de rencontrer encore des hommes qui ont cherché à justifier cet abus criant.

Un fabricant de Leeds a publié un livre, sous le titre pompeux de *Philosophie des manufactures*, dans lequel il cherche à établir que, loin d'agir d'une manière défavorable sur la santé des hommes, les conditions que réalisent un certain nombre d'industries, sont, au contraire, propres à prévenir le développement d'une des affections les plus graves, l'affection scrofuleuse. « Lorsqu'on oppose à la théorie de l'impassible fabricant de Leeds, dit Max Simon, les tableaux qui retracent avec une si effrayante énergie l'influence pernicieuse exercée sur les constitutions les plus robustes par les travaux excessifs auxquels des milliers d'hommes sont soumis, on est bien loin de partager cet optimisme spéculateur, et l'on se demande avec effroi si la civilisation ne peut fleurir qu'arrosée du sang humain. Mais loin de nous cette pensée impie ! La barbarie ne saurait être la condition du progrès. »

Est-il possible que des enfants, jeunes encore, dont les forces sont à peine suffisantes pour leur croissance, puissent, sans danger, rester enfermés plus de douze heures souvent? Asservis à un travail pénible, placés au milieu d'une atmosphère viciée, n'ayant pour toute nourriture que des aliments insuffisants ou de mauvaise qualité, ils ne peuvent que s'étioler, et mener une vie débile et languissante. Ce n'est pas là le moyen d'obtenir des citoyens jeunes, vigoureux, propres à soutenir leurs droits et ceux de leur chère patrie.

Mais, dira-t-on, une loi règle en Angleterre, en France, en Belgique, en Prusse, le temps pendant lequel les enfants doivent travailler dans les manufactures. Oui, sans doute ; mais cette loi n'est pas exécutée, est presque toujours éludée. Il semble vraiment que chefs et ouvriers se sont coalisés pour la laisser à l'état de lettre-morte. L'*auri sacra fames* est le seul mobile des premiers, qui ne voient dans les seconds que des machines qu'ils sauront remplacer dès qu'elles seront usées; ces derniers, ne vivant qu'au jour le jour, sans ressources pour la plupart au moindre chômage ou dans le moment de maladie, font tout leur possible pour augmenter le produit de leur travail.

Il y a plus, les améliorations nombreuses qui se sont développées sont paralysées trop souvent par surcroît de travail. En effet, il faut convenir que des changements heureux se sont opérés dans les conditions générales de l'existence des classes laborieuses de la société. Ainsi, l'abaissement considérable dans le prix des principaux objets nécessaires à la vie, permet à l'ouvrier de se mieux vêtir, de se procurer une nourriture plus réparatrice, une habitation plus saine; mais, par contre, le temps du travail s'est prolongé, et le séjour trop long dans une atmosphère viciée a neutralisé l'influence heureuse de l'aisance.

En outre, cette aisance est bien précaire, puisqu'elle est soumise à toutes les vicissitudes de l'industrie dont elle dépend, et de l'état de leurs forces. Il arrive de là que, dans les temps de crise ou de maladie, leurs petites épargnes, fruits de privations, sont vite dévorées, et qu'eux-mêmes sont condamnés à mourir dans un bouge infect de souffrances et de misère, si des âmes généreuses ne leur tendent une main secourable.

C'est sans doute la vue de cette misère croissante

qui a fait élever la voix à Sismondi, pour demander qu'une loi obligeât les chefs de manufactures à garder dans leurs maladies, et à faire soigner à leurs frais les malheureux dont les bras les enrichissent. Il faut que le capital se décide à faire quelques sacrifices, ou que, selon l'expression énergique de Sismondi, l'industrie coure les chances de cette foudroyante accusation : qu'elle n'est qu'une immense machine qui broie l'humanité dans ses engrenages ; et qu'elle s'attende à la réaction terrible que tôt ou tard un tel état de choses doit nécessairement amener.

N'est-ce pas, en s'entr'aidant mutuellement, en se secourant, que maîtres et ouvriers aideront au perfectionnement des générations humaines, but important de la civilisation. En agissant ainsi, que de rancunes s'éteindront ! Combien le travail paraîtra plus léger, facile ! car le travail est le plus sûr instrument du progrès social. L'homme a été condamné à gagner son pain à la sueur de son front ; c'est là une loi inévitable, et dont nulle constitution politique ou sociale ne saurait l'affranchir.

Mais, pour faire pénétrer dans les masses cette loi d'amour, d'association, qui fera cesser toutes les haines, en apprenant aux hommes à se traiter comme frères, il ne suffit pas de s'occuper de l'amélioration physique de l'espèce humaine, il est urgent de veiller aussi à son intelligence. Alors disparaîtront une foule de préjugés absurdes; alors se développeront et se propageront les idées saines, les sentiments généreux.

L'instruction seule peut rappeler l'homme au sentiment de sa dignité, de son devoir, et le faire lutter avec avantage contre les funestes inspirations de l'égoïsme et de la misère, qui l'égarent trop souvent jusqu'à la pensée du crime. Abandonné à lui-même, sans idée du bien et du mal, du vrai et du faux, il n'est réellement comparable qu'à la brute. L'ignorance, aidée par la misère, fait alors trop souvent éclore les vices les plus vils, les passions les plus honteuses. Qu'on donne donc l'instruction à tous les enfants, sans exception; qu'on force les parents à ne pas négliger ce devoir sacré, que l'Etat le rende obligatoire, en même temps que l'instruction sera gratuite pour le pauvre. C'est le moyen le plus puissant de faire comprendre et aimer les lois de la morale et de la religion, et d'élever le malheureux presque toujours livré à toute la brutalité du matérialisme le plus abject.

En outre, l'instruction, l'éducation, en pénétrant dans les masses, permettra au malheureux, au prolétaire, de savoir mieux supporter les misères humaines. L'homme, dans certaines conditions, ne pourra plus être comparé aux êtres inférieurs de la création, tout au plus sensible, comme ces derniers, aux peines physiques. Alors se développeront dans le peuple les bonnes habitudes, la conduite, la tempérance, sources du bien-être général, et par suite de la santé, préférable à toute richesse. Alors aussi nous ne verrons plus ces êtres étiolés, rabougris par la misère et les vices honteux qu'elle engendre. Alors, enfin, le médecin parviendra plus souvent, pour ne pas dire toujours, à consoler le cœur et guérir le corps.

Il suffit de parcourir la longue série des questions que tous les jours le médecin légiste peut être appelé à résoudre, pour comprendre qu'il est peu de missions plus délicates que celles que la législation moderne lui attribue. « D'un côté, dit Max Simon, l'honneur, la liberté, la vie, la fortune des citoyens; et de l'autre, la sécurité de la société, la moralité publique elle-même, à laquelle il importe que le crime ne reste pas impuni: tels sont les graves intérêts qui sont plus ou moins profondément engagés dans la plupart des questions de médecine légale. » Nous nous contenterons d'en effleurer quelques-unes, pour montrer tout le rôle qui est réservé au médecin.

Pour hériter, il faut être en vie au moment de l'ouverture de la succession. Il est donc des cas où il est important de savoir l'âge de l'enfant qui vient au jour; il l'est aussi de déterminer s'il est viable, car celui-là seul qui peut vivre est censé avoir vécu de la vie intrà-utérine. Il n'est pas moins utile de savoir qu'en opposition à la loi qui fixe les limites de la grossesse valable entre le 180e jour et le 300e, il peut, en deçà comme en delà de ce terme, se trouver des fœtus qui vivront à l'air libre et qui pourront prolonger leur carrière dans le bien-être ordinaire de la vie. Les mêmes règles, pour ce qui touche à la viabilité, régissent les donations et les testaments. Aussi, dans ces divers cas, est-ce le médecin qui, par son avis, est le juge suprême.

Il l'est encore, lorsque plusieurs personnes, respectivement appelées à la succession l'une de l'autre, viennent à périr dans un même évènement, et qu'il faut déterminer quelle est celle qui a survécu. Dans un grand nombre de cas, il ne peut y avoir que présomption déterminée par les circonstances du fait, et, à leur défaut, par la force de l'âge ou du sexe.

Le médecin est aussi juge de la valeur, et du testament, et de l'acte de donation, et de tout autre acte, si l'on arguë de nullité en prétendant aliénation mentale, ivresse provoquée, somnambulisme naturel ou magnétique, erreur dans laquelle on a induit un sourd-muet plus ou moins instruit, captation.

Pour remplir les diverses exigences du droit absolu, le législateur a dû s'entourer de toutes les lumières possibles; celles fournies par la médecine lui ont été surtout d'un grand secours. Sans elles, il ne pourrait établir les divers degrés des peines, puisqu'il ne connaîtrait pas la valeur du châtiment qu'il inflige. Les prisons, les bagnes, les autres lieux de détention et de déportation, qui peut mieux que le médecin fixer les règles utiles à leur établissement et à leur direction, afin de concilier la double exigence de l'humanité et de la juste répression ?

N'est-ce pas le médecin qui établit si la blessure que porte un individu a entraîné ou non l'incapacité de travail de plus de vingt jours, si l'incapacité n'a pas été feinte par intérêt ou vengeance, si ce sont les blessures qui ont occasionné la mort? Enfin, l'avortement, la suppression ou la supposition de part ne peuvent, en général, être bien constatés que par les secours fournis par l'obstétrique.

Le médecin peut être appelé à donner son avis pour établir le rapport du châtiment à l'infraction; il est, en effet, des modifications apportées au châtiment qui sont entièrement de son domaine : ainsi, l'âge trop ou trop peu avancé du coupable doit entrer en ligne de compte, ainsi que le sexe et l'état de grossesse, si c'est une femme. Une loi de la première République française voulait même qu'une femme ne pût être mise en jugement avant qu'on se fût préalablement assuré qu'elle n'était point enceinte, et si elle l'était, on devait attendre qu'elle se fût accouchée; afin que, d'une part, le trouble irréparable à toute accusation ne nuisît pas à l'innocente créature qu'elle portait dans son sein; que, de l'autre, elle eût toute la liberté morale nécessaire à sa défense. Cette disposition législative si humaine a été malheureusement abrogée. Espérons que, sous notre jeune et intéressante République, on n'oubliera, ou mieux on ne dédaignera pas les travaux légués par l'ancienne.

Mais, dans tous les cas de blessure, d'homicide, de crime quelconque enfin, il faut supposer la liberté morale de celui qui commet l'action; car, s'il n'a point du tout cette liberté, s'il est dans un état de folie, la loi doit alors l'absoudre totalement. Néanmoins, elle doit prendre des précautions afin qu'un individu sujet à tomber dans un tel état ne puisse plus nuire à la société.

Les hommes de loi pensent qu'il est ordinairement aisé de distinguer un homme aliéné d'un homme sain d'esprit. Cette erreur se conçoit facilement chez ceux qui n'ont pas étudié les diverses espèces de folies, qui n'ont pas suivi attentivement une maison de fous. Rien n'est moins fou quelquefois qu'un aliéné, pour celui qui n'a pas l'habitude de les observer, sans parler d'ailleurs des rémittences et des intermittences. Le médecin seul peut saisir l'aliénation mentale dans ses formes les plus insidieuses. Aujourd'hui surtout, grâce aux travaux de Pinel, Esquirol, Ferrus, Foville, Leuret et autres illustrations médicales, les points les plus obscurs de l'aliénation mentale sont élucidés. C'est donc au médecin légiste, au nom de la science progressive dont il est l'interprète, de protéger, le cas échéant, l'homme contre les rigueurs injustes d'une loi incomplète.

En effet, les magistrats sont trop enclins à repousser cette vérité, bien constatée par les médecins, qu'il est des cas, malheureusement plus communs qu'on ne le pense généralement, où l'homme est porté irrésistiblement à tuer son semblable, à attenter à sa propre vie, à s'emparer de la propriété d'autrui ou à la brûler.

« L'infortuné monomane, dirons-nous avec le docteur Max Simon, peut d'autant plus compter sur les efforts généreux du médecin légiste pour le soustraire à la pénalité injuste qui le menace, que le sentiment de commisération, dont l'homme ne se défend pas en face des plus grands coupables, viendra s'ajouter aux enseignements mêmes de la science, pour lui assurer l'appui dont il a tant besoin dans sa détresse. »

Si le médecin du moyen-âge avait toujours possédé les connaissances indispensables à tout homme qui se voue au culte de la nature ; si, surtout, les magistrats de cette époque, moins imbus d'une foule de préjugés malheureux, avaient consulté notre science, les auto-da-fé auraient été moins souvent élevés, et l'histoire de l'humanité n'aurait pas enregistré dans son nécrologe tant de victimes, qui n'étaient en définitive que des monomanes. Aujourd'hui la question est jugée; les faits se sont chargés d'ailleurs d'en démontrer l'importance et la vérité. On ne peut qu'éprouver un sentiment de pitié pour quelques législateurs qui soutiennent encore que la monomanie n'est qu'un adroit subterfuge suscité par les débats d'une science essentiellement conjecturale, ou bien que, si c'est une maladie, il faut, lorsqu'elle porte à des crimes capitaux, la guérir en place de Grève! Que l'homme de bien, ami de son semblable et de l'humanité, réfléchisse avant de rejeter des faits exacts et véridiques; qu'il reste au moins dans le doute, lorsque la conviction n'a pas pénétré en lui. Afin de remplir convenablement les diverses exigences du droit absolu, le législateur doit s'entourer de toutes les lumières possibles; celles fournies par la médecine lui seront d'un grand secours. C'est le seul moyen de rendre les lois plus équitables et plus parfaites.

Mais, afin que la conviction devienne générale, et que les opinions émises par le médecin soient respectées, il est bon que celui-ci se tienne en garde contre l'abus, car les meilleures choses n'en sont pas exemptes. Or, il est un écueil d'autant plus dangereux, qu'il fait consister tout l'homme dans l'organisation. N'est-il pas vrai que, pour le phrénologiste convaincu, l'homme moral est tout entier dans le développement des masses encéphaliques? Par suite, vices, vertus, crimes, dévouement, tout est le résultat d'une impulsion organique, irrésistible, fatale. Qu'un malheureux, convaincu d'assassinat, tombe sous le couteau; et vite d'en examiner la tête, afin de constater l'existence de la bosse du meurtre! Où serait alors le libre arbitre, la liberté qui a été accordée à l'homme?

Ces études phrénologiques ont même poussé quelques médecins à demander une réforme radicale de la législation criminelle, qu'ils veulent baser sur la crânioscopie. « Paccinoti, par exemple, dit Max Simon, a proposé que les prévenus fussent soumis à l'examen préalable de médecins spéciaux, avant d'être mis en jugement, ou au moins avant que l'arrêt ne fût prononcé par les tribunaux. » Il suffit de mentionner d'aussi extravagantes doctrines pour en montrer tous les dangers.

Enfin, il est une question qui souleva, il y a quelques années, de vifs débats au sein de nos Assemblées législatives et de nos Académies, question qui reste encore à l'ordre du jour. Cependant ce n'est pas à dire pour cela qu'on n'ait cherché à en donner la solution définitive. En effet, une

Commission prise au sein de l'Académie de médecine et composée d'hommes honorables, Pariset, Villermé, Louis, Marc et Esquirol, fut chargée de présenter un rapport sur le système pénitentiaire : elle décida que « le système de Philadelphie, c'est-à-dire la réclusion solitaire continue de jour et de nuit, mais avec travail et conversation avec les chefs et les inspecteurs, n'abrège pas la vie des prisonniers et ne compromet pas la raison. »

Une pareille conclusion adoptée et soutenue par quelques autres médecins remarquables, tels que MM. Ferrus, Lélut, paraît tout d'abord vraie, légitime, émise surtout par des hommes dont le nom reste justement acquis à la science.

Cependant, en lisant avec soin et sans prévention les nombreuses pièces de ce procès insérées dans la *Revue pénitentiaire* publiée sous la direction de Moreau Christophe, surtout en observant attentivement les faits qui se manifestent de temps à autre dans les cellules, on commence d'abord par rester dans le doute sur la bonté réelle de ce système, on finit ensuite par le repousser.

La solitude, a-t-on dit avec juste raison, est contraire à la loi de l'humanité, de la sociabilité, de la nationalité ; en supposant qu'elle ne produise pas d'effets désastreux, elle ne peut qu'aigrir le caractère des hommes les plus doux, les rendre ennemis d'une société si sévère parfois. La conversation des chefs et inspecteurs, roulant presque toujours sur les devoirs du prisonnier, du condamné, ne fait qu'inspirer de plus grands regrets à celui qui aurait besoin d'une voix amie qui vînt soulager son infortune. Le médecin, le prêtre, portent sans doute, dans ces cas, des paroles de consolation, d'espérance; mais, le plus souvent encore, la vue d'un frère, d'un ami, produirait de plus heureux effets. En outre, deux, trois heures de promenade ne suffisent pas pour contrebalancer l'influence fâcheuse d'une habitation continue dans une cellule, assez aérée sans doute, mais où le soleil ne pénètre pas, dans laquelle le prisonnier ne peut faire que quelques pas.

D'un autre côté, le malheureux, livré ainsi à lui-même, a besoin d'une grande force d'âme, d'une grande énergie pour ne pas attenter à ses jours, et nous comprenons, sans l'autoriser pourtant, le désespoir de certains hommes à imagination ardente, qui, condamnés à une pareille réclusion solitaire, ne voyant à tout instant que le visage froid, hargneux, sévère d'un gardien, se laissent aller au suicide.

Enfin, il est certain que la folie et autres accidents graves ont éclaté sur quelques-uns des individus auxquels était appliqué ce système de répression. N'y aurait-il qu'un cas bien avéré d'aliénation mentale développée dans de pareilles circonstances, qu'il suffirait pour nous faire repousser un pareil système. Cette question comporte donc de nouvelles études, et le médecin seul peut parvenir à élucider ce problème si difficile.

CHAPITRE III.

—

RELATIONS DU MÉDECIN AVEC SES CONFRÈRES, RÉTRIBUTION DU MÉDECIN.

> Honorer ses confrères, c'est s'honorer soi-même.

Les relations du médecin avec ses confrères sont de deux sortes : les unes générales, les autres ayant trait aux malades.

Les médecins honorent leur profession et la science dont ils sont les ministres, en vivant ensemble dans une intelligence parfaite. Pleins d'égards les uns pour les autres, ils doivent chercher toutes les occasions de faire entre eux un échange de bons procédés. Tous les jours nous entendons le public médical se plaindre du peu de considération dont il jouit, du peu de cas qu'on fait de son art. A qui la faute? De pareilles plaintes ne seraient jamais formulées, si les médecins se faisaient une loi de s'estimer réciproquement, ou si la chose n'est pas possible, dit Hufeland, de se tolérer au moins.

A quoi servent toutes ces basses critiques, ces sales calomnies que débite trop souvent l'homme de l'art au sujet de son confrère? Ose-t-il se flatter de ne mériter jamais des reproches? Se croit-il à l'abri de la jalousie, de la calomnie, ou du moins du jugement de son prochain? Flétrir la réputation d'un confrère est se déshonorer soi-même. Cette maxime ne devrait jamais être perdue de vue.

Il le faut avouer pourtant, la profession médicale est celle peut-être qui suscite le plus de haine, dans laquelle les exemples d'estime, d'amitié sont rares. L'envie et l'intérêt sont les plus grands obstacles. Combien de médecins, indignes de ce titre, ne peuvent voir sans une mortelle jalousie les succès de leurs confrères! *Non est invidia suprà medicorum invidiam!* Tous les artifices sont bons pour nuire aux autres, pour séduire le profane : on appelle cela du savoir-faire!

Ne voit-on pas certains docteurs, dans le but d'éveiller l'attention du public, s'entourer de ces amis officieux et ardents, appelés prôneurs dans le style relevé et compères dans le style vulgaire? Dans tous leurs propos, ils ne parlent que du savant, que du praticien consommé, qui a le talent de guérir les maux que d'autres déclarent incurables.

De tout temps le médecin philosophe a été frappé de ce rapprochement, de cette communauté d'idées, de cette réciprocité de services qui existent trop souvent entre certains médecins et trop de femmes, surtout celles du grand monde. Galien se plaint amèrement d'un grand nombre de médecins de son temps, qui allaient faire dès le matin leur cour aux dames romaines, assistaient le soir aux festins les plus somptueux, et cherchaient, en s'asservissant aux caprices de la mode, à se faire une réputation bien ou mal établie. Ne voit-on pas, dans certains cas, des gens indignes du nom de médecin, caresser les maux imaginaires d'une jeune femme, et cela dans un but d'intérêt? « Les femmes, dit Montfalcon, dont la vanité est caressée avec art par un docteur petit-maître, qui, n'ignorant pas combien est grande leur influence dans le monde, rampe à leurs pieds et se dévoue à tous leurs caprices, le prônent avec ardeur, l'annoncent en tous lieux comme un homme charmant et un savant médecin, et ne tardent pas à le mettre à la mode comme leur modiste ou leur coiffeur. »

D'autres affichent tout-à-coup un moyen thérapeutique héroïque et inconnu à leurs confrères, une nouvelle méthode de guérir ; ils font beaucoup de bruit de leurs succès, rejettent tous les agents ordinaires, ne veulent pas suivre les sentiers battus et cependant ardus de la science médicale. A les en croire, la médecine n'existait pas avant eux ; ils l'ont créée de toute pièce. Insensés qui ne s'aperçoivent pas que leur réputation ne sera qu'éphémère, que leur art, aux yeux de trop de gens, ne méritera que le ridicule !

Inutile d'insister sur cette question, qui nous apprend combien est grand le nombre de ces hommes habiles et audacieux qui, pour parvenir à la réputation, à la fortune, sacrifient tout sentiment de pudeur et de délicatesse.

Le talent, et non les années, fait l'âge du médecin. Un jeune homme, doué du tact médical, peut être de bonne heure un grand médecin; et un praticien de soixante ans, eut-il vu cent mille malades, ne sera jamais médecin s'il est privé de ce don précieux de la nature. N'est-ce donc pas un préjugé que de regarder comme le meilleur médecin celui qui a vu le plus grand nombre possible de malades?

Telle est l'erreur du peuple. « Il ne demande pas, dit Zimmermann, si tel médecin est instruit, pénétrant, homme de génie; mais s'il a les cheveux blancs. Pour lui, un homme âgé est nécessairement plus habile qu'un jeune homme, et il conclut de ce qu'il a plus vu, qu'il a dû penser davantage. Aussi, rien de plus commun que de lui voir refuser sa confiance à des médecins du plus grand mérite, mais auxquels il ne peut pardonner leur jeunesse, tandis qu'il la prodigue inconsidérément à des vieillards indignes de toute estime : expérience et vieillesse sont deux mots qu'il croit inséparables.

La raison en est simple, il ne distingue pas l'expérience de la routine. »

Mais, tout en constatant de pareils faits, ce n'est pas à dire pour cela que le jeune médecin doive toujours ne s'inspirer que de lui-même, mépriser les conseils de ceux qui l'ont devancé dans la carrière si difficile et si pénible de la pratique médicale. « Le jeune médecin principalement peut s'estimer heureux, dit Hufeland, de connaître les doctrines les plus nouvelles, d'être en état de s'élever partout à des déductions orthodoxes ; mais ce qui importe, c'est que nul ne s'imagine posséder seul la vérité, c'est que chacun respecte l'opinion des autres, celle surtout des médecins mùris par une longue expérience. »

Ainsi donc, le jeune homme qui débute dans la carrière, bien que possédant une vaste instruction, une bonne érudition, un jugement sain, devra s'inspirer des conseils de ceux qui ont blanchi dans la pratique, et que dirige la vraie expérience et non la routine. Quels avantages ne retirera-t-il pas dans le commerce d'un vieux praticien qui à un coup-d'œil profond et exercé joint des connaissances étendues et solides, le tact pratique, et des notions et une appréciation exacte des principaux agents thérapeutiques !

Cette union des jeunes médecins avec les praticiens qui ont acquis une expérience par un long exercice de leur profession, serait très-utile et profitable à la science et à l'humanité. Guidés par de sages conseils, les nouveau-venus éviteraient des fautes que les plus vastes connaissances théoriques ne sauraient leur faire prévoir. Du reste, le jeune docteur qui a le bonheur d'entrer dans le monde sous le patronage d'un homme âgé et expérimenté, apprend à se faire connaître et à gagner la confiance des malades; il profite des fruits de l'expérience, et se forme en même temps avec plus de rapidité une bonne clientèle.

Mais cette sorte de patronage est malheureusement trop rare; il faut donc chercher à y suppléer. C'est en suivant les hôpitaux, en recueillant au lit du malade de bonnes observations, en écoutant religieusement les réflexions cliniques des Maîtres de la science, que le jeune homme parviendra à se former un bagage scientifique suffisant au moment de son entrée dans le monde. Comment se fait-il, pourtant, que ces études cliniques ne soient le partage que du petit nombre; que la plupart des élèves se contentent des études théoriques; que beaucoup d'entre eux, en recevant leur diplôme de docteur, ignorent même les principes de la petite chirurgie? Malheureux qui n'ont pas réfléchi que le développement, l'amélioration de l'humanité allaient être livrés en leurs mains!

Aussi serait-il convenable que les jeunes docteurs ne passent pas brusquement des bancs des écoles à la pratique civile. Comme élèves, ils n'ont été que simples spectateurs; comment veut-on qu'ils s'improvisent du jour au lendemain de véritables praticiens? Pour que leur éducation pratique fût complète, et que l'on pût sans hésitation leur confier le soin de leurs semblables, il serait à désirer qu'on les forçât à séjourner un certain temps dans les hôpitaux. Le professeur Ribes a très-bien saisi le vice de l'organisation médicale actuelle, et c'est afin de faire cesser tout ce qu'il y a de vicieux qu'il demande des Ecoles d'application.

« Les Ecoles d'application, dit-il, pour les docteurs nouvellement élus, seront les hôpitaux des grandes villes: là, sont réunis des professeurs praticiens, qui jouent continuellement auprès d'eux le rôle de médecins consultants. Le docteur stagiaire pratique lui-même, est à la tête d'une salle de malades; il fait sa visite, accompagné du maître, avec lequel il est en conférence permanente. Un professeur préside à plusieurs services de stagiaires; les jeunes docteurs l'entourent, mais un seul d'entre eux est responsable dans chaque salle. Ceux-ci échangent leurs services médicaux pour se familiariser avec un plus grand nombre de cas morbides, avec ceux qui sont le plus fréquents dans les localités qui les attendent. »

Si cette belle idée était un jour réalisée, nous

aurions peut-être un moins grand nombre de docteurs, mais sûrement beaucoup plus de médecins praticiens. L'adoption de ce projet serait également utile à la science médicale et à l'humanité ; en outre, on arriverait ainsi à utiliser ces grandes ressources qu'offrent à la médecine les hôpitaux de nos grandes villes, ressources qui restent enfouies, ou ne servent qu'à quelques privilégiés.

Cette Ecole d'application remplacerait avantageusement le patronage trop rare des vieux praticiens. Mais, tout en provoquant son adoption, nous devons reconnaître que, dans l'état actuel des choses, c'est à ceux qui ont vieilli dans le métier à exciter le zèle des néophytes. Il ne faut jamais perdre de vue le précepte du Père de la médecine : « Respectueux et reconnaissant envers mes Maîtres, je rendrai à leurs enfants l'instruction que j'aurai reçue de leurs pères. » « Que, de son côté, le vieux médecin, dit Hufeland, honore, dans son jeune confrère, la fraîcheur et la pureté du coup-d'œil, les idées nouvelles sur la nature et sur l'art, l'avidité de savoir, l'amour ardent de la vérité, l'application, la bonne volonté et l'éducation systématique ; qu'il n'oublie point que lui-même a dû parcourir cette route, et que mille obstacles ont entravé ses premiers pas ; qu'il l'accueille avec bienveillance et paternellement, lui ouvre volontiers le trésor de son expérience, lui fasse cordialement remarquer ses fautes dans les heures d'intimité, les excuse et les couvre aux yeux du public. »

Ce touchant accord du jeune néophyte à peine initié aux secrets profonds de la nature et de l'art, et du vieillard respectable qui se montre le Mentor de la jeunesse médicale, fait éprouver un vif sentiment d'admiration et de respect pour la science qu'ils professent, et pour ceux qui en sont les si dignes représentants.

Que les jeunes médecins conservent donc une reconnaissance éternelle pour celui qui a guidé leurs pas au début de leur carrière médicale; qu'ils aient pour lui un profond respect, un attachement invariable : honorer ses Maîtres, c'est s'honorer soi-même. Parvenus plus tard à un âge avancé, ils devront à leur tour propager, répandre le feu sacré de la science, et rendre aux petits-fils le dépôt qui leur avait été confié par leurs pères.

Les relations des confrères avec les malades provoquent la solution de plusieurs questions; examinons d'abord celle qui se rapporte aux consultations.

« Généralement parlant, dit Hufeland, l'utilité des consultations, surtout quand elles sont nombreuses, est très-problématique si les opinions sont unanimes, la réunion de plusieurs ne procure aucun avantage; si elles diffèrent, il ne peut résulter de là que désordre et confusion dans le traitement. »

Ce fait-là, vrai jusqu'à un certain point, ne saurait être exclusivement adopté, et l'auteur allemand a la précaution de reconnaître qu'il y a beaucoup d'exceptions à ce précepte.

En effet, il est de ces cas épineux, de ces cas rares et nouveaux qui déconcertent l'expérience, toute l'habileté du praticien même le plus consommé, et qui réclament les lumières de plusieurs médecins recommandables. Ceci n'avait pas échappé à l'esprit si judicieux du Père de la médecine, lorsqu'il nous dit : « Un médecin embarrassé sur l'état d'un malade, et troublé par la nouveauté d'un cas qu'il n'a point vu, ne doit pas avoir honte d'appeler d'autres médecins pour examiner ensemble le malade et travailler de concert à le secourir. Il arrive souvent, dans une maladie rebelle dont le mal ne s'apaise point, que le trouble fait échapper bien des choses qui demandent la présence d'esprit ; il faut de la fermeté dans ces cas, et ne point s'effrayer. »

Une consultation devient encore indispensable lorsque le malade n'a plus une entière confiance en son médecin, lorsque le mode de traitement à employer entraîne une grande responsabilité, lorsque enfin le malade inspire un si vif intérêt, qu'on redoute de s'en fier à ses propres lumières. Du reste, l'usage des consultations médicales remonte très-haut ; nous n'en donnerons pour preuve que les écrits du Père de la médecine, et le passage que nous en avons déjà extrait. « Il est, en effet, raisonnable, dirons-nous avec Double, de penser que, dès qu'il y a eu plusieurs médecins, on a cherché à réunir leurs avis, leurs conseils et leurs lumières sur les maladies graves qui se présentaient. Ce concours de lumières, ce nouveau moyen d'éclaircissement et d'instruction ont dû être à la fois sollicités et par les médecins et par les malades. »

Mais quelles sont les conditions que doit réunir une consultation pour être réellement utile?

Il faut d'abord qu'elle ne soit composée que d'un petit nombre de médecins, deux ou trois suffisent ordinairement ; que les consultants ne soient point ennemis déclarés, point entêtés, point partisans d'une secte *à priori*. « L'on regarde comme une chose essentielle dans l'art, dit Hippocrate, de rester victorieux dans une consultation, ou d'autoriser son avis en blâmant celui des autres. Je suis intimement persuadé que jamais un médecin ne portera envie à un autre sans se rendre méprisable. Ceci est la pratique ordinaire des charlatans des places, mais il est vrai que ceux-là y sont fort portés. Les consultations n'ont pas été imaginées d'après des idées aussi fausses, puisqu'il est reconnu, en médecine, qu'avec la plus grande abondance de lumières il y a toujours encore quelque chose à désirer. » Que tout médecin consultant n'oublie jamais qu'il ne doit avoir en vue que le bien du malade, et que, par suite, il doit renoncer entièrement à son individualité pour ne s'occuper que du but commun. Jamais de ces sottes altercations, de ces scènes scandaleuses, toujours pénibles, à quelque point de vue qu'on les envisage.

« Que pendant la réunion, dit Hufeland, chacun expose modestement son opinion, en développant les motifs sur lesquels il se fonde; et si les avis sont partagés, qu'on cherche à s'entendre, à se rendre plus intelligible, sans faire preuve d'entêtement ni d'esprit de chicane, et qu'on essaie d'entrer dans la série d'idées de ses confrères, ou pour s'y ranger soi-même, ou, si on ne peut l'adopter, pour les convaincre d'autant plus sûrement par leur propre manière d'envisager les choses. »

Il est inutile de rappeler que le malade, ni aucune personne étrangère à l'art, ne doivent jamais être témoins de la consultation; tout doit se passer, pour ainsi dire, à huis-clos, loin des yeux profanes; il peut se faire, en effet, qu'une erreur de diagnostic ait été commise, que la voie thérapeutique suivie soit mauvaise; il est donc essentiel que tout reste dans le secret. Aussi, on ne saurait être trop circonspect dans les consultations, afin de ne pas nuire à son confrère, de ne pas placer le médecin ordinaire et sa conduite sous un jour équivoque.

Le problème médical à résoudre dans une

consultation, est le plan de traitement qu'il convient de suivre. Or, on ne parviendra à saisir les véritables indications qu'en posant les bases d'un bon diagnostic; voilà pourquoi il est essentiel d'exposer avec soin toutes les circonstances qui se rapportent à la maladie, causes, symptômes, marche, etc., afin de déterminer la forme, le caractère réel, la nature du mal qu'il s'agit de combattre.

Si le plan thérapeutique adopté diffère essentiellement du mode de traitement qui a été suivi, il convient d'assurer le malade et ceux qui l'entourent que tout ce qui a été fait jusque-là a été pour le mieux, et qu'on n'a recours à d'autres moyens que parce que le mal s'est transformé. Une conduite différente serait nuisible au malade et au médecin : le premier pourrait en éprouver une émotion vive, qui réagirait en lui d'une manière fâcheuse; l'avenir du second serait compromis, s'il n'était tout-à-fait détruit. Enfin, l'exécution thérapeutique sera livrée à un seul, le médecin ordinaire.

Il n'est que trop fréquent de voir des personnes changer de médecin à chaque maladie, ou mieux encore, dans les affections morbides un peu longues, consulter des médecins autres que celui qui les traite. Dans le premier cas, ne devrait-on pas s'informer du motif d'exclusion jetée sur un confrère, et surtout, si l'on n'a plus confiance en lui, se garder de toute critique à son égard, et si l'on ne peut le louer, tenir au moins un silence prudent?

Dans le second cas, un sujet frappé d'une maladie chronique, en passant d'un médecin à un autre, cherche à justifier sa démarche en disant beaucoup de mal de celui qui l'a précédé auprès de lui. A l'entendre, c'est au mode de traitement suivi d'abord que sont dus les maux qu'il éprouve, les remèdes qui lui ont été administrés lui ont détruit son système; malheureusement trop de praticiens vulgaires abondent dans ce sens, en déversant le blâme sur les méthodes thérapeutiques suivies avant eux. Les insensés! ils devraient, au moins, s'ils se font un jeu de leur art, ou s'ils en ignorent l'importance, penser à leur réputation; car qui leur répond que le malade, bientôt dégoûté d'eux-mêmes, n'aura pas recours à d'autres qui se montreront impitoyables à leur égard? « Ce n'est point ainsi qu'agit le médecin loyal. Il sent qu'une telle conduite manquerait de noblesse, eu égard à son confrère, et serait même cruelle envers le malade, qu'il affligerait doublement, en lui faisant acquérir la conviction, non-seulement que la peine et le temps ont été jusqu'alors dissipés en pure perte, mais qu'encore la maladie est devenue plus grave et incurable. »

Rien n'est plus blâmable surtout que la conduite

de ces praticiens qui, consultés d'une manière clandestine, en profitent pour inspirer de la défiance contre le médecin ordinaire et chercher à l'évincer. Un homme d'honneur, et qui sait faire respecter son art et ceux qui en sont les maîtres, repousse, dans ce cas, les questions qui lui sont adressées, en fait sentir l'indiscrétion au malade, et lui démontre l'impossibilité d'établir un jugement et de donner aucun conseil sans s'entendre avec le médecin ordinaire, sans connaître le plan qu'il a adopté.

Cependant il peut se faire que la position du médecin consulté devienne très-délicate; il ne veut pas, il ne doit pas même donner des conseils à un malade sans la présence de son médecin ordinaire. Mais, d'un autre côté, la marche suivie par celui-ci est vicieuse, la nature du mal est méconnue, et le but, qui est de guérir, n'est pas atteint. « Il y aurait là un devoir impérieux à remplir, dit Hufeland. Si la vie se trouvait en jeu, il faudrait sans hésitation faire aussitôt ce que la conscience prescrirait, et nul médecin bien pensant ne saurait en être blessé; si, au contraire, le danger n'était point pressant, on proposerait une consultation, et dans le cas où des motifs particuliers porteraient le malade à la refuser, on ferait secrètement connaître son opinion au médecin ordinaire. C'est ainsi qu'on doit concilier ses devoirs envers les malades avec ceux envers ses confrères, et qu'on se rend utile aux uns sans nuire aux autres. »

RÉTRIBUTION DU MÉDECIN.

« Je donnerai mes soins gratuits à l'indigent et n'exigerai jamais un salaire au-dessus de mon travail. » Qu'il est beau ce précepte, et combien doit être estimable et estimé l'homme de l'art qui sait le mettre en pratique ! Pourquoi faut-il que tant de jeunes docteurs, au moment de leur entrée dans la carrière médicale, sous l'impression encore du serment qui les lie à l'humanité, ne soient mus que par un sentiment de cupidité ; qu'ils se considèrent comme un capital qu'il faut rendre productif à tout prix ? Aussi tous les moyens d'une concurrence effrénée sont mis en jeu pour atteindre ce but désiré. « Le charlatanisme et l'esprit de dénigrement sont le fait subversif par excellence, dit le professeur Ribes ; ils ont pris la place de l'émulation qui est légitime, et de la manifestation franche et légale de ce que nous sommes et des ressources que la médecine nous fournit. » De là, une foule de mauvais procédés, de menées sourdes pour écarter un rival, pour lui nuire.

Pourtant le médecin, *fidèle aux lois de l'honneur et de la probité*, ne devrait avoir pour premier mobile que les soins à donner aux malades et à la société. Qu'il n'oublie jamais que sa vie est toute de sacrifices, d'abnégations, et que, pour bien remplir les devoirs pénibles qui lui sont imposés, il faut qu'il renonce à tous les plaisirs et même à sa liberté ; il ne s'appartient plus, il se doit tout entier à ses frères. Surtout, dirons-nous avec Hufeland, tout ce qui a l'apparence de l'avidité doit être évité : la rapacité rabaisse le médecin et l'art, repousse les malades peu fortunés, et prive d'une bonne renommée, ce qui vaut mieux que la richesse.

Mais le médecin n'a pas toujours, tant s'en faut, le pouvoir d'accomplir tout le bien qu'il voudrait faire. Pour parvenir à la profession médicale, il s'est imposé souvent des sacrifices de toute sorte ; il a vécu, dans beaucoup de circonstances, de privations : aussi, en abordant le terrain de la pratique, il lui est bien permis d'avoir au moins l'espoir de fonder sur les produits de la clientèle les bases de son avenir. C'est là, il faut le dire, pour bon nombre de jeunes docteurs, un moment plein d'angoisses, et qui est souvent la cause de longues insomnies. En effet, que de déboires fréquemment, même pour l'homme de mérite qui pourrait être fort utile à ses semblables ! Combien de nobles cœurs se sentent du dégoût pour leur belle profession, en voyant qu'ils ne peuvent arriver qu'en se livrant au rôle ignoble de bas industriel ! « La profession médicale, plus qu'aucune autre, dit le docteur Max Simon, expose donc les hommes qui l'exercent à de laborieuses épreuves, à de nombreux mécomptes ; et la société ne peut rien pour adoucir de telles infortunes, parce que c'est surtout ici, suivant une expression heureuse de Reid, qu'elle est impuissante à distinguer une poignée de paille façonnée en couronne d'avec un diadème d'or. »

Cet auteur nous paraît trop exclusif en disant que la société ne peut rien pour adoucir de telles infortunes ; c'est à elle, au contraire, et dans son intérêt propre, c'est à ceux qui ont mission de la diriger à organiser la pratique médicale.

En effet, la loi exige du jeune homme qui veut obtenir le diplôme de docteur des études élevées, une éducation fondée sur les principes les plus sociaux, des épreuves longues, difficiles, dispendieuses ; mais cette même loi ne fait plus rien pour le jeune docteur. C'est à lui à se créer, s'il le peut, une place et une existence matérielle, au milieu d'un public capricieux ou peu disposé encore à rendre justice au mérite et à la moralité. Tant pis pour lui s'il n'a pas de place au banquet de la vie ! Et pourtant le soleil luit pour tout le monde ! et nous sommes tous les enfants du même père !

Dans le but de réorganiser la médecine, quelques hommes bien intentionnés, nous devons le supposer, ont demandé que le nombre des médecins fût limité ; mais cette limitation est une restriction évidente apportée à la liberté. Nous comprenons que les choses puissent se passer ainsi dans le Hanôvre, la Bavière, la Russie ; mais nous ne saurions le concevoir dans cette terre classique de la liberté.

Le docteur Combes, dans le livre où il traite de l'état de la médecine en France et en Italie, remarque que, dans plusieurs Etats de la Péninsule, avant d'admettre les jeunes gens à suivre les cours de l'Université, le magistrat de la réforme les soumet à une enquête qui a pour but de constater la position de fortune de leurs parents, leur profession, leur origine, etc., véritable inquisition morale qui ne tend qu'à empêcher le développement d'un grand nombre de jeunes et belles intelligences. Voilà pourquoi il nous répugne d'adopter la proposition faite par M. Mérat et autres, d'établir la fortune comme base de l'aptitude à exercer la profession médicale. Suivre, pour diriger et différencier les études, non la vocation, mais la fortune des parents : c'est là un système qui va droit à créer des castes. « Si la France aime la liberté, dit le docteur Max Simon, elle pousse jusqu'à la passion son amour de l'égalité, et nous ne répondrions pas que, pour beaucoup même, l'une ne soit surtout un moyen pour arriver à la réalisation de l'autre. »

Les lois ont fixé le service du culte religieux,

ont établi un service régulier pour l'armée; pourquoi n'en feraient-elles pas autant pour l'organisation de la pratique médicale? « On pourrait diviser la France, dit M. Ribes, relativement à l'exercice de la médecine, comme on l'a divisée pour plusieurs autres institutions. Une circonscription médicale embrasserait plusieurs communes, si elles sont peu considérables; une seule, si elle suffit à l'occupation d'un docteur : de là, une première classe de médecins, qui seraient des médecins communaux. Une deuxième classe se distribuerait dans les chefs-lieux de canton; leur nombre, dans chacun d'eux, serait fixé d'après la population. Une troisième classe de médecins serait destinée aux chefs-lieux d'arrondissement; enfin, une dernière aux chefs-lieux de département. » Dans une pareille institution, la nomination aurait lieu par concours, qui mettrait en relief les qualités de chaque concurrent, et tous seraient classés par les épreuves et appréciés par les juges et le public. Mais, pour atteindre un pareil résultat, il faudrait agir sans haine et sans crainte, rechercher la vérité, comme la véritable capacité, et rien que cela. Il faudrait surtout que les hommes d'Etat ne pussent intervenir d'aucune manière dans ces luttes, qu'on ne fît valoir ni politique ni religion, mais que chacun fût jugé selon ses œuvres : ainsi, la première place resterait toujours au plus digne, et non au plus intrigant ou au plus rampant.

Ce mode d'organisation permettrait de rendre la rétribution sociale : « seul moyen, dit M. Ribes, de sortir du principe de la concurrence, et de forcer le praticien à porter sur le malade l'intérêt qui se partage trop habituellement aujourd'hui entre le salaire et lui. » Ainsi donc, la rétribution des praticiens serait tout entière à créer et à régler par l'Etat. En entourant le médecin d'une fortune suffisante, il ne sera pas distrait du but véritable, et il exercera dignement son ministère. Buchez, Raspail ont aussi demandé que les médecins fussent salariés par l'Etat.

Mais, nous dira-t-on, vous le placez dans une position dépendante, à la merci du pouvoir ; il est difficile que le fonctionnaire public se mette en opposition avec le pouvoir; ne pourra-t-il pas, dans certains cas, seconder les entreprises les plus folles comme les plus dangereuses de ce dernier ? Ces objections ont une valeur réelle, immense, et nous comprenons qu'un pareil mode de rétribution est impossible dans un pays où l'Etat est tout, et forme, pour ainsi dire, un nouveau pays au milieu de celui qu'il ne devrait que diriger, administrer, et qu'il veut régenter, gouverner sans contrôle. Mais espérons que les hommes qui ont mission de diriger la société, comprendront qu'il n'y a de sécurité pour eux, comme pour la société, que dans l'exercice plein et entier de la véritable liberté individuelle comme sociale. Alors la dignité et l'indépendance de la profession médicale seront respectées.

Ainsi posé, le médecin pourrait réaliser tout le bien qu'il n'est pas toujours en son pouvoir de faire, dans l'état actuel des choses. Il aurait la noble ambition de soutenir par ses sentiments et ses actions le rang que cette fonction lui assigne. Alors la science médicale et ses ministres grandiraient aux yeux de la société, et retrouveraient cette dignité sans laquelle il lui est impossible d'atteindre complètement le but élevé auquel nous aspirons.

Quelle que soit, du reste, la position du médecin, qu'il ait toujours devant ses yeux le serment du Père de la médecine, qui doit lui servir de règle de conduite dans l'exercice de la pratique, et que nous allons transcrire tel que nous le trouvons dans les œuvres immortelles du divin Vieillard (1) :

« Je jure par Apollon, médecin, par Esculape, par » Hygie et Panacée, par tous les dieux et toutes les » déesses, les prenant à témoin que je remplirai, suivant mes forces et ma capacité, le serment et l'engagement suivants : Je mettrai mon maître de médecine

(1) Texte grec, traduction de Littré.

Ὄμνυμι Ἀπόλλωνα ἰητρὸν, καὶ Ἀσκληπιὸν, καὶ Ὑγείαν, καὶ Πανάκειαν, καὶ θεοὺς πάντας τε καὶ πάσας, ἵστορας ποιεύμενος, ἐπιτελέα ποιήσειν κατὰ δύναμιν καὶ κρίσιν ἐμὴν ὅρκον τόνδε καὶ ξυγγραφὴν τήνδε· ἡγήσασθαι μὲν τὸν διδάξαντά με τὴν τέχνην ταύτην ἴσα γενέ-

» au même rang que les auteurs de mes jours, je partagerai avec lui mon avoir, et, le cas échéant, je pourvoîrai à ses besoins; je tiendrai ses enfants pour des frères, et, s'ils désirent apprendre la médecine, je la leur enseignerai sans salaire ni engagement. Je ferai part des préceptes, des leçons orales et du reste de l'enseignement à mes fils, à ceux de mon maître, et aux disciples liés par un engagement et un serment suivant la loi médicale, mais à nul autre. Je dirigerai le régime des malades à leur avantage, suivant mes forces et mon jugement, et je m'abstiendrai de tout mal et de toute injustice. Je ne remettrai à personne du poison, si on m'en demande, ni ne prendrai l'initiative d'une pareille suggestion; semblablement, je passerai ma vie et j'exercerai mon art dans l'innocence

τησιν ἐμοῖσι, καὶ βίου κοινώσασθαι, καὶ χρεῶν χρηΐζοντι μετάδοσιν ποιήσασθαι, καὶ γένος τὸ ἐξ ωὐτέου ἀδελφοῖς ἴσον ἐπικρινέειν ἄῤῥεσι, καὶ διδάξειν τὴν τέχνην ταύτην, ἢν χρηΐζωσι μανθάνειν, ἄνευ μισθοῦ καὶ ξυγγραφῆς, παραγγελίης τε καὶ ἀκροήσιος καὶ τῆς λοιπῆς ἁπάσης μαθήσιος μετάδοσιν ποιήσασθαι υἱοῖσι τε ἐμοῖσι, καὶ τοῖσι τοῦ ἐμὲ διδάξαντος, καὶ μαθηταῖσι συγγεγραμμένοισί τε καὶ ὡρκισμένοις νόμῳ ἰητρικῷ, ἄλλῳ δὲ οὐδενί. Διαιτήμασί τε χρήσομαι ἐπ' ὠφελείῃ καμνόντων κατὰ δύναμιν καὶ κρίσιν ἐμὴν, ἐπὶ δηλήσει δὲ καὶ ἀδικίῃ εἴρξειν. Οὐ δώσω δὲ οὐδὲ φάρμακον οὐδενὶ αἰτηθεὶς θανάσιμον, οὐδὲ ὑφηγήσομαι ξυμβουλίην τοιήνδε· ὁμοίως δὲ οὐδὲ γυναικὶ πεσσὸν φθόριον δώσω. Ἁγνῶς δὲ καὶ ὁσίως διατηρήσω βίον τὸν ἐμὸν καὶ τέχνην τὴν ἐμήν. Οὐ τεμέω δὲ οὐδὲ μὴν λιθιῶντας, ἐκχωρήσω δὲ ἐργάτῃσιν ἀνδράσι πρήξιος τῆσδε. Ἐς οἰκίας δὲ ὁκόσας ἂν ἐσίω, ἐσελεύσομαι ἐπ' ὠφελείῃ καμνόντων, ἐκτὸς ἐὼν πάσης ἀδικίης ἑκουσίης καὶ φθορίης, τῆς τε ἄλλης καὶ ἀφροδισίων ἔργων ἐπί τε γυναικείων σωμά-

» et la pureté. Je ne remettrai à aucune femme un » pessaire abortif. Je ne pratiquerai pas l'opération de la » taille, je la laisserai aux gens qui s'en occupent. Dans » quelque maison que j'entre, j'y entrerai pour l'utilité » des malades, me préservant de tout méfait volontaire » et corrupteur, et surtout de la séduction des femmes » et des garçons, libres ou esclaves. Quoi que je voie ou » entende dans la société pendant l'exercice ou même » hors de l'exercice de ma profession, je tairai ce qui » n'a jamais besoin d'être divulgué, regardant la discré- » tion comme un devoir en pareil cas. Si je remplis ce » serment sans l'enfreindre, qu'il me soit donné de jouir » heureusement de la vie et de ma profession, honoré à » jamais parmi les hommes; si je le viole et que je me » parjure, puissé-je avoir un sort contraire ! »

« Quel que soit l'auteur de ce serment, dit Littré, il a compris combien il importait de donner à la société un gage de sécurité, et au médecin un solennel avertissement. » En effet, il n'est pas

των καὶ ανδρώων, ἐλευθέρων τε καὶ δούλων. Ἃ δ' ἂν ἐν θεραπείῃ ἢ ἴδω, ἢ ἀκούσω, ἢ καὶ ἄνευ θεραπίης κατὰ βίον ἀνθρώπων, ἃ μὴ χρή ποτε ἐκλαλέεσθαι ἔξω, σιγήσομαι, ἄῤῥητα ἡγεύμενος εἶναι τὰ τοιαῦτα. Ὅρκον μὲν οὖν μοι τόνδε ἐπιτελέα ποιέοντι, καὶ μὴ ξυγχέοντι, εἴη ἐπαύρασθαι καὶ βίου καὶ τέχνης δοξαζομένῳ παρὰ πᾶσιν ἀνθρώποις ἐς τὸν αἰεὶ χρόνον· παραβαίνοντι δὲ καὶ ἐπιορκοῦντι, τἀναντία τουτέων.

(OEuvres complètes d'Hippocrate, trad. nouv., etc., par E. Littré, T. IV, p. 628 et suiv. — Paris 1844.)

étonnant qu'une profession si relevée, qui impose à l'homme une si grande responsabilité, qui le met constamment en contact avec la souffrance et la mort, ait inspiré, dès la haute antiquité, un morceau d'un caractère aussi élevé que ce serment! Otez ce qui se rapporte aux dieux de l'antiquité, à ses us et coutumes, enfin ce qui a trait à l'opération de la taille, et vous trouverez une formule complète de nos devoirs essentiels.

FIN.

TABLE.

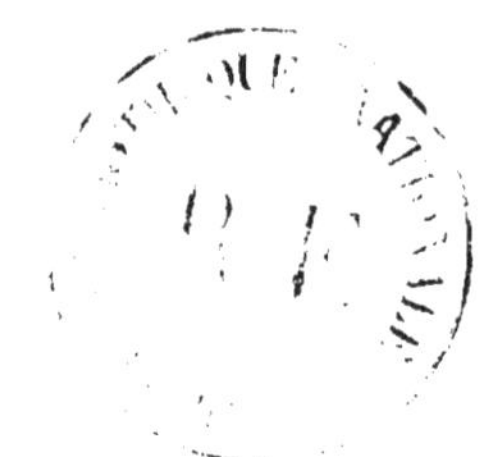

www.ingramcontent.com/pod-product-compliance
Ingram Content Group UK Ltd.
Pitfield, Milton Keynes, MK11 3LW, UK
UKHW021107260726
13994UKWH00002B/763